实用全科医学诊断与康复

刘杰 王爱芳 李美玲 杨树林 万真真 匡荣光 主编

U0253886

吉林科学技术出版社

图书在版编目（CIP）数据

实用全科医学诊断与康复 / 刘杰等主编. -- 长春：
吉林科学技术出版社，2024. 6. -- ISBN 978-7-5744
-1617-8

Ⅰ. R499；R492

中国国家版本馆 CIP 数据核字第 20244JU023 号

实用全科医学诊断与康复

主　　编	刘　杰等
出 版 人	宛　霞
责任编辑	赵　兵
封面设计	谢方杰
制　　版	谢方杰
幅面尺寸	185mm×260mm
开　　本	16
字　　数	150 千字
印　　张	10.25
印　　数	1~1500 册
版　　次	2024 年6月第1 版
印　　次	2024年10月第1次印刷

出　　版	吉林科学技术出版社
发　　行	吉林科学技术出版社
地　　址	长春市福祉大路5788 号出版大厦A 座
邮　　编	130118
发行部电话/传真	0431-81629529 81629530 81629531
	81629532 81629533 81629534
储运部电话	0431-86059116
编辑部电话	0431-81629510
印　　刷	廊坊市印艺阁数字科技有限公司

书　　号	ISBN 978-7-5744-1617-8
定　　价	65.00元

《实用全科医学诊断与康复》

编委会

主　编

　　刘　杰　（临沂金锣医院）

　　王爱芳　（聊城市中医医院）

　　李美玲　（瑞金市人民医院）

　　杨树林　（成都市第七人民医院）

　　万真真　（高密市人民医院）

　　匡荣光　（山东省第一医科大学第一附属医院）

副主编

　　李秋红　（重庆松山医院）

　　王　娟　（新疆医科大学第五附属医院）

　　赵奕雯　（内蒙古自治区人民医院）

　　彭贵鑫　（常州市妇幼保健院）

　　许元丰　（江苏大学附属武进医院）

　　朱学敏　（广州医科大学附属第四医院）

前　言

  全科医学是将基础医学、临床医学、社会医学、预防医学、行为医学、医学伦理学中的有关内容综合、提炼而成的一门高层次的医学专科。随着医学科技的发展，新的治疗技术、治疗方法层出不穷，医学正在向着高精尖的方向发展，医学的分科越来越细，医务人员的知识正在向着越来越专业化的方向迈进。本书包括临床医疗中常见病的诊疗、康复技术等内容，了解疾病的发生、诊断及诊疗康复的基本过程。全书内容丰富，简明实用，为广大医疗工作者提供阅读参考。

目　录

第一章　心血管内科疾病

第一节　慢性心力衰竭

慢性原发性心肌病变和心室长期压力或容量负荷过重，可分别引起原发性或继发性心肌舒缩功能受损。在早期，通过代偿调节，尚能使心室每搏量和心排血量（心输出量）满足休息和活动时组织代谢的需要；在后期，即使通过充分代偿调节已不能维持足够的每搏量和心排血量。前者称为慢性心功能不全的代偿期，亦称潜在性、代偿性或无症状性心功能不全；后者称为慢性心功能不全的失代偿期，亦称为失代偿性心功能不全。由于慢性心功能不全的失代偿期大多有各器官阻性充血（或瘀血）的表现，因而通常称为充血性心力衰竭，亦称有症状性心力衰竭。

一、病因

先天或获得性心肌、心瓣、心包或大血管、冠脉结构异常，导致血流动力功能不全是慢性心功能不全的基础病因。成人充血性心力衰竭常见的病因有冠状动脉粥样硬化心脏病（冠心病）、高血压心脏病（冠心病）、瓣膜病、心肌病和肺源性心脏病（肺心病）。其他较常见的病因有心肌炎、肾炎和先天性心脏病。较少见的易被忽视的病因有心包疾病、甲状腺功能亢进与减退症、贫血、维生素 B_1 缺乏病、动静脉瘘、心房黏液瘤以及肿瘤、结缔组织疾病、高原病及少见的内分泌病等。

上述心力衰竭的基本原因，可通过下列机制影响心功能，引起心力衰竭。①原发性心肌收缩力受损：包括心肌梗死、心肌炎症、变性或坏死（如冠心病、肺心病、心肌病等）、心肌缺氧或纤维化（如冠心病、肺心病、心肌病等）、心肌的代谢、中毒性改变等，都使心肌收缩减弱而导致心力衰竭。②心室的压力负荷（后负荷）过重：肺及体循环高压，左、右心室流出道狭窄，主动脉瓣或肺动脉瓣狭窄等，均能使心室收缩时阻力增高、后负荷加重，引起继发性心肌舒缩功能减弱而导致心力衰竭。③心室的容量负荷（前负荷）过重：瓣膜关闭不全、心内或大血管间左至右分流等，使心室舒张期容量增加，前负荷加重，也可引起继发性心肌收缩力减弱和心力衰竭。④高动力性循环状态：主要发生于贫血、体循环动静脉瘘、甲状腺功能亢进症、维生素 B1 缺乏性心脏病，由于周围血管阻力降低，心排血量增多，也能引起心室容量负荷加重，导致心力衰竭。⑤心室前负荷不足：二尖瓣狭窄，心脏压塞和限制型心肌病等，引起心室充盈受限，体、肺循环充血。

心力衰竭的诱发因素常见有：①感染：呼吸道感染为最多，其次为风湿热。在儿童患者中风湿热则占首位。女性患者中泌尿系感染亦常见。亚急性感染性心内膜炎也常因损害心瓣膜和心肌而诱发心力衰竭。②过度体力活动和情绪激动。③钠盐摄入过多。④心律失常，特别是快速性心律失常，如伴有快速心室率的心房颤动（房颤）、心房扑动（房扑）。⑤妊娠和分娩。⑥输液（特别是含钠盐的液体）、输血过快和（或）过多。⑦洋地黄过量或不足。⑧药物作用：使用抑制心肌收缩力的药物，如β受体阻滞药，体内儿茶酚胺的消耗药物（如利血平类），交感神经节阻滞药（如胍乙啶）和某些抗心律失常药物（如奎尼丁、普鲁卡因胺、维拉帕米等）；水钠潴留，激素和药物的应用，如肾上腺皮质激素等造成水钠潴留。⑨其他：出血和贫血、肺栓塞、室壁瘤、心肌收缩不协调、乳头肌功能不全等。

二、临床表现和实验室检查

按心力衰竭开始发生于哪一侧和充血主要表现的部位，将心力衰竭分为左侧心力衰竭、右侧心力衰竭和全心衰竭。心力衰竭开始发生在左侧心脏，以肺充血为主的称为左侧心力衰竭；开始发生在右侧心脏并以肝、肾等器官和周围静脉瘀血为主的，称为右侧心力衰竭。两者同时存在的称全心衰竭。以左侧心力衰竭开始的情况较为多见，大多经过一段时间发展为肺动脉高压而引起右侧心力衰竭。单独的右侧心力衰竭较少见。

（一）左侧心力衰竭

可分为左心室衰竭和左心房衰竭两种。左心室衰竭常见于高血压、心脏病、冠心病、主动脉病变和二尖瓣关闭不全。急性肾小球肾炎和风湿性全心炎是儿童和少年患者左心室衰竭的常见病因。二尖瓣狭窄时，左心房压力明显增高，也有肺充血表现，但非左心室衰竭引起，因而称为左心房衰竭。

1.症状

（1）呼吸困难：是左侧心力衰竭的主要症状。不同情况下肺充血的程度有差异，呼吸困难的表现有下列不同形式。①劳力性呼吸困难：开始仅在剧烈活动或体力劳动后出现呼吸急促，如上楼、上坡或平地快走等活动时出现气急。随肺充血程度的加重，可逐渐发展到更轻的活动时或体力劳动后，甚至休息时，也发生呼吸困难。②端坐呼吸：一种由于平卧时极度呼吸困难而必须采取的高枕、半卧位或坐位以解除或减轻困难的状态。程度较轻的，高枕或半卧位时无呼吸困难；程度严重的必须端坐床边；程度最严重的即使端坐床边，两腿下垂，上身向前，双手紧握，仍不能缓解严重的呼吸困难。③阵发性夜间呼吸困难：又称心源性哮喘，是左心室衰竭早期的典型表现。呼吸困难可连续数夜，每夜发作或间断发作。典型发作在夜间熟睡 1～2 小时后，患者因气闷、气急而突然惊醒，被迫立即坐起，可伴阵咳、哮鸣性呼吸音或泡沫样痰。发作较轻的采取坐位后 10～60 分钟呼吸困难自动消退，患者又能平卧入睡，次日白天无异常感觉。严重的可持续发作，阵发咳嗽，咳粉红色泡沫样痰，甚至发展成为急性肺水肿。由于早期呼吸困难多在夜间发作，开始常能自动消退，白天症状可不明显，因而并不引起患者注意。即使就医，也常因缺少心力衰竭的阳性体征而被忽视。发作时伴阵咳或哮鸣的可被误诊为支气管炎或哮喘。④急性肺水肿：急性肺水肿的表现与急性左心功能不全相同。

（2）体力下降：倦怠、乏力、运动耐力减弱。

2.体征

（1）原有心脏病的体征。

（2）陈-施呼吸：见于严重心力衰竭，预后不良。呼吸有节律地由暂停逐渐增快、加深，再逐渐减慢、变浅，直到再停，约半分钟至一分钟后呼吸再起，如此周而复始。脑缺氧严重的患者还可伴有嗜睡、烦躁、神志错乱等精神症状。

（3）左心室增大：心尖冲动向左下移位，心率增快，心尖区有舒张期奔马律，肺动脉瓣区第二心音亢进，其中舒张期奔马律最有诊断价值，在患者心率增快或卧位并做深呼气时更容易听到。左心室扩大还可形成相对性二尖瓣关闭不全，产生心尖区收缩期杂音。

（4）交替脉：脉搏强弱交替。轻度交替脉仅能在测血压时发现。

（5）肺部啰音：阵发性呼吸困难或急性肺水肿时可有粗大湿啰音，满布两肺，并可伴有哮鸣音。

（6）胸腔积液：左侧心力衰竭患者中的 25%有胸腔积液。胸腔积液可局限于肺叶间，也可呈单侧或双侧胸腔积液，胸腔积液蛋白含量高，心力衰竭好转后消退。

3.早期 X 线检查

肺静脉充盈左侧心力衰竭在 X 线检查时仅见肺上叶静脉扩张、下叶静脉较细，肺门血管阴影清晰。在肺间质水肿期可见肺门血管影增粗、模糊不清，肺血管分支扩张增粗，或肺叶间淋巴管扩张。在肺泡水肿阶段，开始可见密度增高的粟粒状阴影，继而发展为云雾状阴影。急性肺水肿时可见自肺门伸向肺野中部及周围的扇形云雾状阴影。此外，左侧心力衰竭有时还可见认到局限性肺叶间、单侧或双侧胸腔积液；慢性左侧心力衰竭患者还可以有叶间胸膜增厚，心影可增大（左心室增大）。

（二）右侧心力衰竭

多由左侧心力衰竭引起。出现右侧心力衰竭后，由于右心室排血量减少，肺充血现象有所减轻，呼吸困难也随之减轻。单纯右侧心力衰竭多由急性或慢性肺心病引起。

1.症状

主要由慢性持续瘀血引起各脏器功能改变所致，如长期消化道瘀血引起的食欲缺乏、恶心、呕吐等；肾脏瘀血引起尿量减少、夜尿多、蛋白尿和肾功能减退；肝瘀血引起上腹饱胀，甚至剧烈腹痛，长期肝瘀血可引起黄疸、心源性肝硬化。

2.体征

（1）原有心脏病体征。

（2）心脏增大：以右心室增大为主者可伴有心前区抬举性搏动（胸骨左缘心脏冲动有力且持久）。心率增快，部分患者可在胸骨左缘相当于右心室表面处听到舒张早期奔马律。右心室明显扩大可形成功能性三尖瓣关闭不全，产生三尖瓣区收缩期杂音，吸气时杂音增强。

（3）静脉充盈：颈外静脉充盈为右侧心力衰竭的早期表现。半卧位或坐位时在锁骨上方见到颈外静脉充盈，或颈外静脉充盈最高点距离胸骨角水平 10cm 以上，都表示静脉压增高，常在右侧较明显。严重右侧心力衰竭静脉压显著升高时，手背静脉和其他表浅静脉也充盈，并可见静脉搏动。

（4）肝大和压痛：出现也较早，大多常见于皮下水肿之前。肝大剑突下较肋下肋缘明显，质地较软，具有充实饱满感，边缘有时扪不清，叩诊剑突下有浊音区，且有压痛。压迫肝脏（或剑突下浊音区）时可见颈静脉充盈加剧（肝-颈静脉反流现象）。随心力衰竭的好转或恶化，肝大可在短时期内减轻或增剧。右侧心力衰竭突然加重时，肝脏急性瘀血，肝小叶中央细胞坏死，引起肝脏急剧增大，可伴有右上腹与剑突下剧痛和明显压痛、黄疸，同时血清 ALT 常显著升高，少数人甚至达 1000U 以上。一旦心力衰竭改善，肝大和黄疸消退，血清转氨酶也在 1～2 周内恢复正常。长期慢性右侧心力衰竭引起心源性肝硬化时，肝扪诊质地较硬，压痛可不明显，常伴黄疸、腹水及慢性肝功能损害。

（5）下垂性水肿：早期右侧心力衰竭水肿常不明显，多在颈静脉充盈和肝大明显后才引起凹陷性水肿。水肿最早出现在身体的下垂部位，起床活动者以足、踝内侧和胫前较明显，仰卧者骶区消肿；侧卧者卧侧肢体水肿显著。病情严重可发展到全身水肿。

（6）胸腔积液和腹水：胸膜静脉回流至上腔静脉、支气管静脉和肺静脉，右侧心力衰竭时静脉压增高，可有双侧或单侧胸腔积液。双侧胸腔积液时，右侧量常较多，单侧胸腔积液也以右侧为多见，其原因不明。胸腔积液含蛋白量较高（2～3g/100ml），细胞数正常。大量腹水多见于三尖瓣狭窄、三尖瓣下移和缩窄性心包炎，亦可见于晚期心力衰竭和右心房球形血栓堵塞下腔静脉入口时。

（7）心包积液：少量心包积液在右侧心力衰竭或全心衰竭时不少见。

（8）发绀：长期右侧心力衰竭患者大多数有发绀，可表现为面部毛细血管扩张、青紫和色素沉着。

（9）其他：晚期患者可有明显营养不良、消瘦甚至恶病质。

3.实验室检查

（1）静脉压增高：肘静脉压超过 1.37kPa（14cm H_2O）或重压肝脏 0.5～1min 后上升 0.098～0.196kPa（1～2cm H_2O）以上的，提示有右侧心力衰竭[我国 1425 例正常成年人测定正常范围 0.29～1.37kPa（3～14cm H_2O），平均 0.97kPa（9.9cm H_2O）]。

（2）血液检查：血清胆红素和丙氨酸氨基转移酶（ALT）可略增高。

（3）尿的改变：可有轻度蛋白尿、尿中有少量透明或颗粒管型和少量红细胞，可有轻度氮质血症。

（三）舒张性心力衰竭

正常心脏舒张期等容弛张阶段心室腔压力快速下降，持续至二尖瓣开放后，进入快速充盈阶段，再经过缓慢充盈和心房收缩阶段，心室充盈量在肺静脉平均压低于 1.6kPa（12mmHg）时足以提供适应机体需要的心排血量。舒张功能障碍时，心室舒张和（或）充盈不良，充盈压增高，充盈量减少，左心房和肺静脉压相应增高。心室充盈量在肺静脉平均压等于 1.6kPa（12mmHg）条件下才能提供足以适应机体需要的心排血量。舒张性功能障碍的主要后果是心室充盈压增高，与其上游静脉压增高所致肺或体循环瘀血。

舒张功能障碍可表现为舒张早期心室功能受损和（或）心室顺应性减低，起始通过充盈压增高可能维持静息时每搏量正常，但常难以满足机体需要增高时的心排血量。心衰患者大多有左室收缩功能障碍伴不同程度舒张功能障碍；部分患者以左室舒张功能障碍为主，静息时收缩功能正常或接近正常。心肌缺血、心肌肥厚和心肌纤维性变是舒张功能障碍常见的病理基础。最常见的病因包括冠心病、原发性高血压病、糖尿病、主动脉瓣狭窄、肥厚型心肌病、限制型心肌病等。心室顺应性降低也见于部分高龄正常人。

舒张性心力衰竭的临床表现可从无症状、运动耐力下降到气促、肺水肿。急性心肌缺血或高血压未满意控制的患者可出现急性舒张功能不全所致急性肺水肿。

超声心动图多普勒测定或核素心肌显影评估收缩和舒张功能是诊断舒张和（或）收缩功能障碍的常用方法。目前大多数采用多普勒超声心动图二尖瓣血流频谱间接测定心室舒张功能。

（四）心功能的判定和分级

心功能指心脏做功能力的限度。NYHA 心功能的限度由美国纽约心脏病学会据患者自觉症状的分级，可分为如下四级。①Ⅰ级：体力活动不受限，一般体力活动不引起过度的乏力、心悸、气促和心绞痛。②Ⅱ级：轻度体力活动受限，静息时无不适，但低于日常活动量即致乏力、心悸、气促或心绞痛。③Ⅲ级：体力活动明显受限，静息时无不适，但低于日常活动量即致乏力、心悸、气促或心绞痛。④Ⅳ级：不能无症状地进行任何体力活动，休息时可有心力衰竭或心绞痛症状，任何体力活动都加重不适。

1994 年 3 月上述分级方案修订时，增加了客观评价指标（包括心电图、负荷试验、X线、超声心动图和核素心肌显影检查结果）定为：A.无心血管疾病的客观依据。B.有轻度心血管疾病的客观依据。C.有中等程度心血管疾病的客观依据。D.严重心血管疾病的客观依据。轻、中、重心血管疾病的定义难以确切标明，由临床医师主观判断。

联合症状和客观指标分级可能弥补原有方案主观症状与客观指标分离，仅反映血流动力学的症状变化等不足。如客观检查示严重主动脉瓣狭窄或严重冠脉狭窄的患者，自觉症状不明显或极轻微，联合分级定为ID。而客观检查示轻度主动脉瓣狭窄或轻度冠脉狭窄的无症状患者，则定为IB。又如 LVEF 均<35%的无症状左室收缩功能障碍者定为IC，而有症状性心力衰竭者定为Ⅱ～ⅢC。

本分组简便易行，新修订的联合指标分级在对比不同临床试验人选对象的心功能状态、评价治疗效果以及分析不同亚组的治疗影响时，均很有帮助。

三、诊断

典型的心力衰竭诊断并不困难。左侧心力衰竭的诊断依据为原有心脏病的体征和体循环瘀血的表现，且患者大多有左侧心力衰竭的病史。

值得注意的是，心力衰竭的早期诊断。早期心力衰竭患者症状可不明显，常能自由活动，坚持工作，劳力性气促和阵发性夜间呼吸困难是左侧心力衰竭的早期症状，但常不引起注意，并常因白天就诊缺少阳性体征而被忽视，如不详细询问病史、不仔细检查、未发现舒张期奔马律及 X 线典型表现，易被漏诊。颈静脉充盈和肝大是右侧心力衰竭的早期症状，易被忽视。心力衰竭时肝大等也不一定都是心力衰竭所致。如劳力性气促可由阻塞性肺气肿、肺功能不全、肥胖或身体虚弱引起。夜间呼吸困难也可由支气管哮喘发作引起。肺底湿啰音可由慢性支气管炎、支气管扩张或肺炎引起。心力衰竭引起的湿啰音大多为两侧对称性的，偶见于单侧，或仅有哮鸣音。下肢水肿可由静脉曲张、静脉炎、肾脏或肝脏疾病、淋巴水肿等所致，还可在久坐或月经前后、妊娠后期发生；女性原因不明性下肢水肿亦不少见，另外，心力衰竭时可因长期卧床液体积聚在腰骶部而不发生下肢水肿。肝大可由血吸虫病、肝炎、脂肪肝引起。颈静脉充盈可由肺气肿或纵隔瘤压迫上腔静脉引起。胸腔积液可由胸膜结核、肿瘤和肺梗死引起；腹水也可由肝硬化、低蛋白血症、腹膜结核、肿瘤引起。

心力衰竭时常伴心脏扩大，但正常大小的心脏也可发生心力衰竭，如急性心肌梗死。肺气肿时心脏扩大可被掩盖；心脏移位或心包积液又可被误认为心脏扩大。

X线是确诊左心肺间质水肿期的主要依据，还有助于心衰和肺部疾病的鉴别。超声心动图虽然不能确诊心衰，但是区分收缩或舒张功能不全的主要手段，还能评估心脏结构和功能，帮助确立心衰病因。静脉压测定有助于确诊早期右侧心力衰竭。血流动力学监测不适用于慢性心衰的诊断。心电图和血生化指标则对心衰诊断无帮助。

四、并发症

血流迟缓和长期卧床可导致下肢静脉血栓形成，继而发生肺栓塞和肺梗死，此时有胸痛、咯血、黄疸、心力衰竭加重甚至休克等表现。左、右心腔内附壁血栓可分别引起体动脉和肺动脉栓塞；体动脉栓塞可致脑、肾、脾、肠系膜梗死及上、下肢坏死。有卵圆孔未闭者，体循环静脉血栓脱落形成的栓子，有可能在到达右穿过未闭的卵圆孔到达左房，再经左房进入体循环，形成所谓反常栓塞。长期卧床患者特别是有肺水肿者极易并发呼吸道感染，特别是支气管肺炎。

五、防治

近年来，对心力衰竭的防治有重大进展。评价疗效的方法除根据症状、血流动力学效应、运动耐量和生活质量的改善外，还增加了长期治疗的安全性、病死率、生存期、神经激素系统激活程度等指标。在防治的对策上日益强调预防心力衰竭形成和发展的重要性。对无症状的和轻度的心力衰竭主张用血管紧张素转换酶抑制药（ACEI）治疗以改善预后；对重度有症状的心力衰竭亦宜用 ACEI 联合利尿药和（或）地高辛治疗，以减轻症状、减少致残和延长生存期。

下面详细介绍防治的具体措施。

（一）病因防治

风湿性心瓣膜病在我国仍属慢性心力衰竭的常见病因。应用青霉素治疗链球菌感染，已使风湿热和风湿性心瓣膜病在发达国家基本绝迹。择期手术治疗心瓣膜病，有效地控制高血压以及积极防治冠脉病变与心肌缺血等病因治疗；消除心力衰竭的诱因如控制感染、避免体力过劳和精神刺激等，可预防心力衰竭的发生。

（二）收缩性心力衰竭的治疗

1.减轻心脏负荷

包括减少体力活动和精神刺激。严重者宜绝对卧床休息，在心功能逐步改善过程中，适当下床活动，以免卧床休息过久并发静脉血栓形成或肺炎。此外，应注意解除精神负担，必要时给予小量镇静药。

2.限制钠盐的摄入

适当限制日常饮食中的钠盐摄入量，食盐量每日 2～5g，忌盐腌制食物。应用利尿药引起大量利尿时，钠盐限制不宜过严，以免发生低钠血症。

3.利尿药的应用

利尿药通过抑制肾小管不同部位的 Na^+ 重吸收，或增加肾小球 Na^+ 的滤过，增进 H_2O、Na^+ 排出，从而降低心室充盈压，减轻肺循环和（或）体循环瘀血所致临床症状，其疗效肯定，但对心力衰竭整体过程的影响（如生存率等）不明，长期应用利尿药理论上可能产生以下不良反应：①降低心排血量，从而激活 RAS，血浆肾素和醛固酮增高。②导致低钾血症。③降低糖耐量。④导致高尿酸血症。⑤导致高脂血症。⑥导致室性心律失常。目前利尿药为治疗心力衰竭伴水钠潴留患者的一线药物，大多与其他心力衰竭的治疗药物（如地高辛、ACEI）联合应用，单纯舒张性心力衰竭利尿药宜慎用。

常用的利尿药：①噻嗪类利尿药。氢氯噻嗪 12.5～50mg/d，氯噻酮 12.5～50mg/d，美托拉宗 1～10mg/d，氯噻嗪 250～1000mg/d。②袢利尿药。呋塞米口服 20～40mg/d，布美他尼口服 0.5～1mg/d，依他尼酸口服 25～50mg/d。③保钾利尿药。螺内酯 25～75mg/d，阿米洛利 2.5～7.5mg/d，氨苯蝶啶 50～100mg/d。

合理应用利尿药：①利尿药适用于有左或右心室充盈压增高表现的患者，如颈静脉充盈伴静脉压增高，肝大伴肝颈静脉反流征阳性，劳力性或夜间阵发气促，肺瘀血，肺水肿以及心源性水肿等。②急性心力衰竭伴肺水肿时，静脉推注袢利尿药（呋塞米）是首选治疗。其静脉扩张作用可在利尿作用出现前迅速减轻前负荷与症状。③轻度钠潴留患者应用噻嗪类利尿药常可获得满意疗效，中度以上钠潴留患者多需应用袢利尿药。起始先用小剂量间断治疗，如每周 2～3 次，利尿效果不满意时，再增加剂量和（或）连续服用，病情减轻后再间断注射药。定期测体重可及时发现隐性水肿，以调节利尿药用量。连续利尿应注意预防低钾血症，可联用保钾利尿药。④重度心力衰竭或伴肾功能不全的患者，宜选用袢利尿药，也可联用袢利尿药和美托拉宗。注意大量利尿所致并发症。⑤顽固性水肿大多联合应用利尿药，如大剂量袢利尿药和噻嗪类、保钾利尿药联用，间断辅以静脉推注袢利尿药。噻嗪类或袢利尿药与 ACEI 联用，可减少利尿药引起低钾血症和 RAS 系统激活等不良反应，降低耐药性的发生率。联用时应密切观察血压、血容量、肾功能与血电解质改变。

（三）正性肌力药物的应用

由于慢性心力衰竭患者心肌收缩力减弱，改善心肌收缩功能曾被认为是心力衰竭的首要治疗。

正性肌力药物主要有以下几种。

1.洋地黄类

（1）禁忌证：①洋地黄过量或中毒。洋地黄过量或中毒的表现之一是心力衰竭症状加重，常被误诊为剂量不足而盲目增加洋地黄量，甚至因而致死。②肥厚性梗阻型心肌病并发心力衰竭的病理生理机制为心室舒张不全与收缩过度，因而属单纯舒张性心力衰竭。洋地黄不能改善心室舒张功能，其正性收缩作用可使流出道梗阻加重，因而除并发心房颤动或其他房性快速心律失常外，不宜用洋地黄治疗。③房室阻滞。部分或完全性房室阻滞都属于洋地黄应用的禁忌证。但如并发急性肺水肿，来不及置人工心脏起搏器治疗时，可在严密观察下试用快速作用的洋地黄制剂，并在病情许可时安置起搏器。起搏器安置后仍有心力衰竭表现的患者，可以加用洋地黄治疗。④室性过早搏动（室性期前收缩）和室性心动过速（室速）曾被列为洋地黄应用的禁忌证。但由心力衰竭引起的室性期前收缩或室性心动过速以及因室性期前收缩或室性心动过速而加重的心力衰竭，而能排除洋地黄过量，则洋地黄治疗可中断上述的恶性循环。

（2）预防性用药：已证明尚能维持代偿功能。使用洋地黄也能提高心肌工作效率，因而有主张在特殊条件下用洋地黄预防心力衰竭的。如：①准备进行心内手术的患者，术前洋地黄预防治疗。为避免手术完毕直流电复律时并发严重室性快速心律失常，一般于术前2天停用。②缩窄性心包炎、心包剥离术前用洋地黄可预防术后严重心力衰竭和心源性休克。

（3）注射药方法：一般每日给予维持量即可。为使洋地黄制剂较早出现疗效，可选用毛花苷C或地高辛，先给负荷量继以维持量，负荷量可分次给予。3天内用过地高辛的一般不用负荷量，但如病情需要，可小剂量分次注射药，并密切观察疗效及毒副作用。对急性左侧心力衰竭和心室率快速的房性快速心律失常（伴或不伴心力衰竭）患者，宜将负荷量一次给予。急性心肌梗死、急性心肌炎、肺心病、黏液性水肿或贫血等引起的心力衰竭，负荷量不宜过大，并应分次给予。肾功能不全者禁用负荷量。

2.非洋地黄类正性肌力药

（1）肾上腺素能受体兴奋剂：多巴胺是去甲肾上腺素的前体，其作用随应用剂量的大小而表现不同，较小剂量[2μg/（kg•min）]表现为心肌收缩力增强，血管扩张，特别是肾小动脉扩张，心率加快不明显。这些都是治疗心衰所需的作用。如果大剂量或更大剂量[5～10μg/（kg•min）]则可出现心衰不利的相反作用。

此外，患者对多巴胺的反应个体差异较大，应由小剂量开始逐渐增量，以不引起心律加快及血压升高为度。

（2）磷酸二酯酶抑制药：氨力农用量为负荷量 0.75mg/kg，稀释后静脉注入，再以 5～10μg/（kg·min）静脉滴注，每日总量 100mg。米力农用量为 0.75mg/kg，稀释后静脉注入，再以 0.5μg/（kg·min）静脉滴注 4h。

（四）血管紧张素转换酶抑制药的应用

提早对心力衰竭治疗，从心脏尚处于代偿期而无明显症状时，即开始给予 ACE 抑制药的干预治疗是心力衰竭治疗方面的重要进展。通过 ACE 抑制药限制心肌、小血管重构，以达到维护心肌的功能，推迟充血性心力衰竭的到来，降低远期死亡率。

ACE 抑制药目前种类很多，在选择应用时主要考虑其半衰期的长短，确定用药剂量及每日次数。卡托普利为最早用于临床的含巯基的 ACE 抑制药，用量为 12.5～25mg，每日 2 次；贝那普利半衰期较长并有 1/3 经肝脏排泄，对有早期肾功能损害者较适用，用量为 5～10mg，每日 1 次；培哚普利亦为长半衰期制剂，可每日用 1 次，用量为 2～4mg。

（五）β受体阻滞药的应用

从传统的观念来看β受体阻滞药以其负性肌力作用而禁用于心力衰竭。但现代观点认为心力衰竭时心脑的代偿机制虽然在早期能维持心脏排血功能，但在长期的发展过程中将对心肌产生有害的影响，加速患者的死亡。代偿机制中交感神经兴奋性的增强是一个重要的组成部分，而 G 受体阻滞药可对抗这一效应。为此，20 世纪 80 年代以来不少学者在严密观察下审慎地进行了β受体阻滞药治疗心衰的临床验证，其中一项较大规模的试验应用美托洛尔治疗扩张型心肌病心衰，与对照组相比其结果证实患者不仅可以耐受用药，还可以降低致残率、住院率，提高运动量。

进一步研究是β受体阻滞药的制剂选择问题，美托洛尔选择性阻滞β1，受体而无血管扩张作用；卡维地洛作为新的非选择性并有扩张血管作用的β受体阻滞药，用于心力衰竭治疗，大规模临床试验其结果优于美托洛尔，可明显降低病死率、住院率以及提高患者的运动耐量。

由于β受体阻滞药确实具有负性肌力的作用，临床应用仍应十分慎重。待心衰情况稳定后，首先从小剂量开始，逐渐增加剂量，适量维持。

（六）舒张性心力衰竭的治疗

舒张性心力衰竭的治疗原则与收缩功能不全有所差别，下面介绍主要措施。

（1）β受体阻滞药。改善心肌顺应性，使心室的容量-压力曲线下降，表明舒张功能改善。

（2）钙通道阻滞剂。降低心肌细胞内钙浓度，改善心脏主动舒张功能，主要用于肥厚型心肌病。

（3）ACE阻滞药。有效控制高血压，从长远来看改善心肌及小血管重构，有利于改善舒张功能，最适用于高血压心脏病及冠心病。

（4）尽量维持窦性心律，保持房室顺序传导，保证心室舒张期充分容量。

（5）对肺瘀血症状较明显者，可适量应用静脉扩张药（硝酸甘油制剂）或利尿药降低前负荷，但不宜过度，因过分的减少前负荷可使心排血量下降。

（6）在无收缩功能障碍的情况下，禁用正性肌力药物。

（七）"顽固性心力衰竭"及不可逆心力衰竭的治疗

"顽固性心力衰竭"又称为难治性心力衰竭，是指经过各种治疗，心衰不见好转，甚至还有进展者，但并非心脏情况已至终末期不可逆转者。对这类患者应努力寻找潜在的原因，并纠正，如风湿活动、感染性心内膜炎、贫血、甲状腺功能亢进症、电解质紊乱、洋地黄类过量、反复发生的小面积肺栓塞等。或者患者是否有与心脏无关的其他疾病如肿瘤等。同时调整心衰用药，强效利尿药和血管扩张药及正性肌力药物联合应用等。对重度顽固性水肿也有试用血液超滤法。

对不可逆心衰患者大多是病因无法纠正的，如扩张型心肌病、晚期缺血性心肌病患者，心肌情况已至终末状态不可逆转。其唯一的出路是心脏移植。从技术上来看心脏移植成功率已很高，5年存活率已可达60%以上，但限于我国目前条件，尚无法普遍开展。

第二节 急性心力衰竭

急性心力衰竭是指由于急性心脏病变引起心排血量显著、急骤减少导致组织器官灌注不足和急性瘀血综合征。急性右心衰肺源性心脏病少见，主要为大块肺梗死引起。临床上急性左心衰竭较为常见，是严重的急危重症，抢救是否及时、合理与预后密切相关。

一、病因

急性弥漫性心肌损害，引起心肌收缩无力，如急性心肌炎、广泛性心肌梗死等。急性的机械性阻塞，引起心脏压力负荷加重，排血受阻，如严重的瓣膜狭窄、心室流出道梗阻、心房内球瓣样血栓或黏液瘤嵌顿，动脉总干或大分支栓塞等。急性心脏容量负荷加重，如外伤、急性心肌梗死或感染性心内膜炎引起的瓣膜损害，腱索断裂，心室乳头肌功能不全，间隔穿孔，主动脉窦动脉瘤破入心腔以及静脉输血或输入含钠液体过多或过快。急起的心室舒张受限，如急性大量心包积液或积血、快速的异位心率等。严重的心律失常，如心室颤动（简称室颤）、其他严重的室性心律失常、心室暂停、显著的心动过缓等，使心脏暂停排血或排血量显著减少。

二、临床表现

根据心脏排血功能减退的程度、速度和持续时间的不同以及代偿功能的差别有下列四种不同表现。

1.昏厥

昏厥发生数秒可有四肢抽搐、呼吸暂停、发绀等表现。发作大多短暂，发作后意识立即恢复。

2.休克

由于心脏排血功能低下导致心排血量不足而引起的休克。临床上除一般休克的表现外，多伴有心功能不全，肺毛细血管楔压升高，颈静脉怒张等表现。

3.急性肺水肿

为左侧心力衰竭的主要表现。典型发作为突然、严重气急；呼吸可达 30～40 次/分，端坐呼吸，阵发咳嗽，面色灰白，口唇青紫，大汗，常咳出大量粉红色泡沫样痰。

4.心搏骤停

为严重心力衰竭的表现。

三、诊断和鉴别诊断

根据典型症状和体征，诊断急性心力衰竭并不困难。主要应与其他原因（特别是血管功能不全）引起的昏厥、休克和肺水肿相鉴别。昏厥当时，心律、心率无明显过缓、过速、不齐或暂停，又无引起急性心功能不全的心脏病基础的，可排除心源性昏厥。心源性休克时静脉压和心室舒张末期压升高，与其他原因引起的休克不同。肺水肿伴肺部哮鸣音时应与支气管哮喘鉴别，此时心尖部奔马律有利于肺水肿的诊断。其他原因引起的肺水肿，如化学或物理因素引起的肺血管通透性改变（感染、低蛋白血症、过敏、有毒气体吸入和放射性肺炎、肺间质淋巴癌性浸润等）或胸腔负压增高（胸腔穿刺放液过快或过多）、支气管引流不畅（液体吸入支气管或咳嗽反射消失）等。根据相应的病史和体征不难与急性心力衰竭引起的肺水肿鉴别。但心脏病患者可由非心源性原因引起肺水肿，而其他原因引起的肺水肿合并心源性肺水肿的也并不罕见。应全面考虑，做出判断。

四、治疗

先要根据病因给予相应的处理。

（一）心源性昏厥发作的治疗

心源性昏厥大多数较短暂，但也有反复发作的可能。治疗应包括预防发作。昏厥发生于心脏排血受阻者，经卧位或胸膝位休息、保暖和给氧后，常可缓解。由于房室瓣口被血栓或肿瘤阻塞者，发作时改变体位可能使阻塞减轻或发作中止。由于严重心律失常引起者，应迅速控制心律失常。彻底治疗在于祛除病因，如手术解除流出道梗阻、切除血栓或肿瘤、控制心律失常的发作等。

（二）急性肺水肿的治疗

1.治疗原则

（1）降低左房压和（或）左室充盈压。

（2）增加左室搏出量。

（3）减少循环血量。

（4）减少肺泡内液体渗入，保证气体交换。

2.具体措施

（1）使患者采取坐位或半卧位，两腿下垂，使下肢静脉回流减少。

（2）给氧：面罩给氧较鼻导管给氧效果好。

（3）镇静：静脉注射 3～5mg 吗啡，可迅速扩张体静脉，减少静脉回心血量，降低左房压。

（4）舌下或静脉滴注硝酸甘油可迅速降低肺毛细血管楔压或左房压，缓解症状的效果很显著，但有引起低血压的可能。确定收缩压在 13.3kPa（100mm Hg）以上后，舌下含服首剂 0.3mg，5min 后复查血压，再给 0.3～0.6mg，5min 后再次测血压。如收缩压降低至 12.0kPa（90mm Hg）或以下，应停止注射药。静脉滴注硝酸甘油的起始剂量为 10μg/min，在血压测定监测下，每 5min 增加 5～10μg，直至症状缓解或收缩压下降至 12.0kPa（90mm Hg）以下。继续以有效剂量维持静脉滴注，病情稳定后逐步减量至停用，突然中止静脉滴注可能引起症状反跳。

（5）静脉注射呋塞米 40mg 或依他尼酸钠 50mg（以 50%葡萄糖溶液稀释），前者在利尿作用开始前即可通过扩张静脉系统降低左房压，减轻呼吸困难症状。注药后 15～30min 尿量开始下降。对血压偏低的患者，尤其是急性心肌梗死或主动脉狭窄引起的肺水肿患者应慎用，以免引起低血压或休克。

3.其他辅助治疗

（1）静脉注射氨茶碱 0.25g（50%葡萄糖溶液 40ml 稀释，15～20min 注完）可解除支气管痉挛，减轻呼吸困难。还可能增强心肌收缩，扩张周围血管，降低肺动脉压和左房压。

（2）洋地黄制剂对室上性快速心律失常引起的肺水肿有显著疗效。洋地黄减慢房室传导，使心室率减慢，从而改善左心室充盈，降低左房压。静脉注射毛花苷 C 或地高辛，对 1 周未用过地高辛者首次应给予毛花苷 C 0.6mg，地高辛 0.5～0.75mg；1 周内用过地高辛者则宜从小剂量开始。

（3）高血压性心脏病引起的肺水肿，静脉滴注硝普钠，可迅速有效地减轻心脏前后负荷，降低血压。用法为从 15～20μg/min 开始，每 5min 增加 5～10μg，直至症状缓解，或收缩压降低到 13.3kPa（100mm Hg）以下。有效剂量维持至病情稳定，以后逐步减量、停药。突然停药可引起反跳。长期用药可引起氰化物和硫氰酸盐中毒，因而近年来已逐渐被硝酸甘油取代。酚妥拉明静脉滴注 0.1～1mg/min，也有迅速降压和减轻后负荷的作用，但可致心动过速，且降低前负荷的作用较弱，近年来已较少采用。

（4）伴低血压的肺水肿患者，宜先静脉滴注多巴胺 2～10μg/min，保持收缩压在 13.3kPa（100mm Hg），再进行扩血管药物治疗。

（5）静脉穿刺放血 300～500ml，可用于上述治疗无效的肺水肿患者，尤其是大量快速输液或输血所致的肺水肿。

第三节　动脉粥样硬化

动脉粥样硬化是西方发达国家的流行性疾病，随着我国人民生活水平提高和饮食习惯的改变，该病亦成为我国的主要死亡原因。动脉粥样硬化始发于儿童时代而持续进展，通常在中年或中老年时期出现临床症状。由于动脉粥样硬化斑块表现为脂质和坏死组织的聚集，因此以往被认为是一种退行性病变。目前认为本病变是多因素共同作用的结果，首先是局部平滑肌细胞、巨噬细胞及 T 淋巴细胞的聚集；其次是包括胶原、弹力纤维及蛋白多糖等结缔组织基质和平滑肌细胞的增生；最后是脂质积聚，其中主要含胆固醇结晶及游离胆固醇和结缔组织。粥样硬化斑块中脂质及结缔组织的含量决定斑块的稳定性以及是否易导致急性缺血事件的发生。

一、病因与发病机制

本病的病因尚不完全清楚，大量的研究表明本病是多因素作用所致，这些因素称为危险因素。

（一）病因

1.血脂异常

血脂在血液循环中以脂蛋白形式转运，脂蛋白分为乳糜微粒、极低密度脂蛋白（VLDL）、低密度脂蛋白（LDL）、中等密度脂蛋白（IDL）及高密度脂蛋白（HDL）。各种脂蛋白导致粥样硬化的危险程度不同：富含甘油三酯（TG）的脂蛋白如乳糜微粒和 VLDL 被认为不具有致粥样硬化的作用，但它们脂解后的残粒如乳糜微粒残粒和 IDL 能导致粥样硬化。现已明确 VLDL 代谢终末产物 LDL 以及脂蛋白（a）[Lp（a）]能导致粥样硬化，而 HDL 则有心脏保护作用。

血脂异常是指循环血液中的脂质或脂蛋白的组成成分浓度异常，可由遗传基因和（或）环境条件引起，使循环血浆中脂蛋白的形成、分解和清除发生改变，血液中的脂质主要包括总胆固醇（TC）和 TG。采用 3-羟甲基戊二酰辅酶 A（HMG-Co A）还原酶抑制剂（他汀类）降低血脂，可以使各种心血管事件（包括非致命性 MI、全因死亡、脑血管意外等）的危险性降低 30%。其中，MI 危险性下降 60%左右。调整血脂治疗后还可能使部分粥样硬化病灶减轻或消退。

2.高血压

无论地区或人种，血压和心脑血管事件危险性之间的关系连续一致，持续存在并独立于其他危险因素。年龄在 40～70 岁，血压在 15.3/10.0kPa～24.7/15.3kPa（115/75mm Hg～185/115mmHg）的个体，收缩压每增加 2.7kPa（20mm Hg），舒张压每增加 1.3kPa（10mm Hg），其心血管事件的危险性增加一倍，临床研究发现，降压治疗能减少 35%～45%的脑卒中、20%～25%的 MI。

血压增高常伴有其他危险因素，如胰岛素抵抗综合征（或称代谢性 X 综合征），其表现有肥胖、糖耐量减退、高胰岛素血症、高血压、高 TG、HDL-C 降低；患者对胰岛素介导的葡萄糖摄取有抵抗性，可能还有微血管性心绞痛、高尿酸血症和纤溶酶原激活剂抑制物-1（PAI-1）浓度增高。

3.糖尿病

胰岛素依赖型和非胰岛素依赖型糖尿病是冠心病的重要危险因素，在随访观察14年的Rancho Bemardo研究中，与无糖尿病者相比，非胰岛素依赖型糖尿病患者的冠心病死亡相对危险度在男性是1.9，在女性是3.3。糖尿病患者中粥样硬化发生较早并更为常见，大血管疾病也是糖尿病患者的主要死亡原因，冠心病、脑血管疾病和周围血管疾病在成年糖尿病患者的死亡原因中占75%～80%。

4.吸烟

Framingham心脏研究结果显示，平均每天吸烟10支，能使男性心血管死亡率增加18%，女性心血管死亡率增加31%。此外，对有其他易患因素的人来说，吸烟对冠心病的死亡率和致残率有协同作用。

5.遗传因素

动脉粥样硬化有在家族中聚集发生的倾向，家族史是较强的独立危险因素。冠心病患者的亲属比对照组的亲属患冠心病的危险增大2.0～3.9倍，双亲中有70岁前患MI的男性发生MI的相对危险性是2.2。阳性家族史伴随的危险性增加，可能是基因对其他易患因素介导而起作用，如肥胖、高血压、血脂异常和糖尿病等。

6.体力活动减少

定期体育活动可减少冠心病事件发生的危险，不同职业的发病率回顾性研究表明，与积极活动的职业相比，久坐的职业人员冠心病的相对危险增加1.9。从事中等度体育活动者中，冠心病死亡率比活动少的人降低1/3。

7.年龄和性别

病理研究显示，动脉粥样硬化是从婴儿期开始的缓慢发展的过程；出现临床症状多见于40岁以上的中、老年人，49岁以后进展较快；致死性MI患者中约4/5是65岁以上的老年人；高胆固醇血症引起的冠心病死亡率随年龄增加而增高。

本病多见于男性，男性的冠心病死亡率为女性的 2 倍，男性较女性发病年龄平均早 10 岁，但绝经期后女性的发病率迅速增加。糖尿病对女性产生的危险较大，HDL-C 降低和 TG 增高对女性的危险也较大。

8.酒精

通过大量观察表明，适量饮酒可以降低冠心病的死亡率。这种保护作用被认为与酒精对血脂及凝血因子的作用有关，适量饮酒可以升高 HDL 及载脂蛋白（Apo）A1 并降低纤维蛋白原浓度，另外还可抑制血小板聚集。以上都与延缓动脉粥样硬化发展、降低心脑血管死亡率有关。但是大量酒精摄入可导致高血压及出血性脑卒中的发生。

9.其他因素

其他的一些危险因素包括：①肥胖，以腹部脂肪过多为特征的腹型肥胖；不良饮食方式，含高热量、较多动物性脂肪和胆固醇、糖等。②A 型性格（性情急躁、进取心和竞争性强、强迫自己为成就而奋斗）。③微量元素铬、锰、锌、钒、硒等的摄取减少，铅、镉、钴的摄取增多。④存在缺氧、抗原-抗体复合物沉积、维生素 C 缺乏、动脉壁内酶的活性降低等能增加血管通透性的因素。⑤一些凝血因子增高，如凝血因子Ⅶ的增加与总胆固醇浓度直接相关。⑥血液中同型半胱氨酸增高，PAI-1、尿酸升高。⑦血管紧张素转换酶基因过度表达。⑧高纤维蛋白原血症。⑨血液中抗氧化物浓度低。

（二）发病机制

曾有多种学说从不同角度来阐述该病的发病机制。最早提出的是脂肪浸润学说，认为血中增高的脂质（包括 LDL、VLDL 或其残粒）侵入动脉壁，堆积在平滑肌细胞、胶原和弹性纤维之间，引起平滑肌细胞增生。后者与来自血液的单核细胞一样可吞噬大量脂质成为泡沫细胞。脂蛋白降解而释出胆固醇、胆固醇酯、TG 和其他脂质，LDL-C 还和动脉壁的蛋白多糖结合产生不溶性沉淀，都能刺激纤维组织增生，所有这些成分共同组成粥样斑块。其后又提出血小板聚集和血栓形成学说以及平滑肌细胞克隆学说。前者强调血小板活化因子（PAF）增多，使血小板黏附和聚集在内膜上，释出血栓素 A2（TXA2）、血小板源生长因子（PDGF）、成纤维细胞生长因子（FGF）、第Ⅷ因子、血小板第 4 因子（PF4）、PAI-1

等，促使内皮细胞损伤、LDL 侵入、单核细胞聚集、平滑肌细胞增生和迁移、成纤维细胞增生、血管收缩、纤溶受抑制等，都有利于粥样硬化形成。后者强调平滑肌细胞的单克隆性增殖，使之不断增生并吞噬脂质，形成动脉粥样硬化。

1973 年提出动脉粥样硬化形成的损伤—反应学说，由于近年来新资料的不断出现，该学说也不断得到修改。此学说的内容涵盖了上述三种学说的一些论点，目前多数学者支持这种学说。该学说的关键是认为内皮细胞的损伤是发生动脉粥样硬化的始动因素，而粥样斑块的形成是动脉对内膜损伤做出反应的结果。可导致本病的各种危险因素最终都损伤动脉内膜，除修饰的脂蛋白外，能损伤内膜的因素还包括病毒（如疱疹病毒）以及其他可能的微生物（如在斑块中已见到的衣原体），但微生物存在的因果关系还未确立。

内皮损伤后可表现为多种的内皮功能紊乱，如内膜的渗透屏障作用发生改变而渗透性增加；内皮表面抗血栓形成的特性发生改变，促凝血特性增加；内皮来源的血管收缩因子或扩张因子的释放发生改变，血管易发生痉挛。正常情况下内皮细胞维持内膜表面的连贯性和低转换率，对维持内皮自身稳定状态非常重要，一旦内皮转换加快，就可能导致内皮功能发生一系列改变，包括由内皮细胞合成和分泌的物质如血管活性物质、脂解酶和生长因子等的变化。因此，内皮损伤可引起内皮细胞功能的改变，进而引起严重的细胞间相互作用并逐渐形成动脉粥样硬化病变。

在长期高脂血症情况下，增高的脂蛋白中主要是氧化低密度脂蛋白（OX-LDL）和胆固醇，对动脉内膜产生功能性损伤，使内皮细胞和白细胞表面特性发生改变。高胆固醇血症增加单核细胞对动脉内皮的黏附力，单核细胞黏附在内皮细胞的数量增多，通过趋化吸引，在内皮细胞间迁移，进入内膜后单核细胞转化成有清道夫样作用的巨噬细胞，通过清道夫受体吞噬脂质，主要为内皮下大量沉积的 OX-LDL，巨噬细胞吞噬大量脂质后成为泡沫细胞并形成脂质条纹，巨噬细胞在内膜下的积聚，导致内膜进一步发生改变。OX-LDL 对内皮细胞及微环境中的其他细胞也有毒性作用。

正常情况下，巨噬细胞合成和分泌的大量物质能杀灭吞入的微生物和灭活毒性物质。而异常情况下，巨噬细胞能分泌大量氧化代谢物，如 OX-LDL 和超氧化离子，这些物质能进一步损伤覆盖在其上方的内皮细胞。巨噬细胞的另一重要作用是分泌生长调节因子，已证实，活化的巨噬细胞至少能合成和分泌 4 种重要的生长因子：PDGF、FGF、内皮细胞生长因子样因子和 TGF-β。PDGF 是一种强有力的促平滑肌细胞有丝分裂的物质，在某些情况下，FGF 有类似的作用。这些生长因子协同作用，强烈刺激成纤维细胞的迁移和增生，也可能刺激平滑肌细胞的迁移和增生，并刺激这些细胞形成新的结缔组织。

TGF-β不仅是结缔组织合成的强刺激剂，并且还是迄今所发现的最强的平滑肌增殖抑制剂。大多数细胞能合成 TGF-β，但其最丰富的来源为血小板和活化的巨噬细胞，细胞分泌的 TGF-β大多数呈无活性状态，在 p H 降低或蛋白质水解分裂后才有活性。增生抑制剂如 TGF-β和增生刺激剂如 PDGF 之间的平衡决定了平滑肌的增生情况及随之而引起的粥样病变。因此，当巨噬细胞衍生的泡沫细胞在内皮下间隙被激活，能分泌生长因子，从而趋化吸引平滑肌细胞从中膜向内膜迁移，引起一系列改变并能导致内膜下纤维肌性增生病变，进入内膜下的平滑肌细胞也能吞噬 OX-LDL，从而成为泡沫细胞的另一重要来源。巨噬细胞在粥样硬化形成过程中对诱发和维持平滑肌细胞增生起关键作用，约 20%的巨噬细胞中存在含有 PDGF-β链的蛋白，PDGF-β是最强的生长因子，能刺激平滑肌细胞的迁移、趋化和增生。另外病变中富含淋巴细胞提示炎症和免疫应答在动脉粥样硬化的发生发展过程中起重要作用。如反复出现内皮细胞损伤与巨噬细胞积聚和刺激的循环，至少有两种能在内膜下释放生长因子的细胞（活化的内皮细胞和活化的巨噬细胞），可持续导致病变进展。

损伤反应学说还提供了第三种细胞—血小板作用的机会。内皮损伤后内皮细胞与细胞的连接受到影响，引起细胞之间的分离，内皮下泡沫细胞或（和）结缔组织的暴露，血小板发生黏附、聚集并形成附壁血栓。此时，血小板成为生长因子的第三种来源，可分泌与活化巨噬细胞所能分泌的相同的 4 种生长因子，从而在平滑肌细胞的增生和纤维组织的形成中起非常重要的作用。

必须指出，内膜的损伤并不一定需要引起内皮细胞的剥脱，而可仅表现为内皮细胞的功能紊乱，如内皮渗透性的改变、白细胞在内皮上黏附的增加和血管活性物质与生长因子的释放等。另外，从粥样硬化病变中分离出的人平滑肌细胞能表达 PDGF 基因中的一种，在体外培养时能分泌 PDGF，若体内进展病变中的平滑肌细胞也能分泌 PDGF，则它们自身分泌的 PDGF 进一步参与病变进展，形成恶性循环。

二、病理解剖

动脉粥样硬化是累及体循环系统从大型弹力型（如主动脉）到中型肌弹力型（如冠状动脉）动脉内膜的疾病。其特征是动脉内膜散在的斑块形成，严重时这些斑块也可以融合。每个斑块的组成成分不同，脂质是基本成分。内膜增厚严格地说不属于粥样硬化斑块而是血管内膜对机械损伤的一种适应性反应。

正常动脉壁由内膜、中膜和外膜 3 层构成，动脉粥样硬化斑块大体解剖上有的呈扁平的黄斑或线（脂质条纹），有的呈高起内膜表面的白色或黄色椭圆形丘（纤维脂质性斑块）。前者（脂质条纹）见于 5～10 岁的儿童，后者（纤维脂质性斑块）始见于 20 岁以后，在脂质条纹基础上形成。

根据病理解剖，可将粥样硬化斑块进程分为 6 期。

第 I 期（初始病变）：单核细胞黏附在内皮细胞表面，并从血管腔面迁移到内皮下。

第 II 期（脂质条纹期）：主要由含脂质的巨噬细胞（泡沫细胞）在内皮细胞下聚集而成。

第 III 期（粥样斑块前期）：在 II 期病变基础上出现细胞外脂质池。

第 IV 期（粥样斑块期）：两个特征是病变处内皮细胞下出现平滑肌细胞以及细胞外脂质池融合成脂核。

第 V 期（纤维斑块期）：在病变处脂核表面有明显结缔组织沉着形成斑块的纤维帽。有明显脂核和纤维帽的斑块为 Va 型病变；有明显钙盐沉着的斑块为 Vb 型病变；主要由胶原和平滑肌细胞组成的病变为 Vc 型病变。

第 VI 期（复杂病变期）：此期又分为 3 个亚型：VIa 型病变为斑块破裂或溃疡，主要由 IV 期和 Va 型病变破溃而形成；VIb 型病变为壁内血肿，是由于斑块内出血所致；VIc 型病变指伴血栓形成的病变，多由于在 VIa 型病变的基础上并发血栓形成，可导致管腔完全或不完全堵塞。

三、临床表现

根据粥样硬化斑块的进程可将其临床过程分为 4 期。

（一）无症状期或隐匿期

其过程长短不一，对应于Ⅰ～Ⅲ期病变及大部分Ⅳ期和Ⅴa 型病变，粥样硬化斑块已形成，但尚无管腔明显狭窄，因此无组织或器官受累的临床表现。

（二）缺血期

由于动脉粥样硬化斑块导致管腔狭窄、器官缺血所产生。对应于Ⅴb 和Ⅴc 及部分Ⅴa 型病变。根据管腔狭窄的程度及所累及的靶器官不同，所产生的临床表现也有所不同。冠状动脉狭窄导致心肌缺血可表现为心绞痛，长期缺血可导致心肌冬眠及纤维化。肾动脉狭窄可引起顽固性高血压和肾功能不全。在四肢动脉粥样硬化中以下肢较为多见，尤其是腿部动脉。由于血供障碍，引起下肢发凉、麻木和间歇性跛行，即行走时发生腓肠肌麻木、疼痛以至痉挛，休息后消失，再走时又出现，严重时可持续性疼痛，下肢动脉尤其是足背动脉搏动减弱或消失。其他内脏器官血管狭窄可产生靶器官缺血的相应症状。

（三）坏死期

由于动脉管腔堵塞或血管腔内血栓形成而产生靶器官组织坏死的一系列症状。冠状动脉闭塞表现为 AMI。下肢动脉闭塞可表现为肢体的坏疽。

（四）纤维化期

组织坏死后可经纤维化愈合，但不少患者可不经组织坏死期而因长期缺血而进入纤维化期，而在纤维化期的患者也可发生缺血期的表现。靶器官组织纤维化、萎缩而引起症状。心脏长期缺血纤维化，可导致心脏扩大、心功能不全、心律失常等表现。长期肾脏缺血可导致肾萎缩并发展为肾衰竭。

主动脉粥样硬化大多数无特异症状，叩诊时可发现胸骨柄后主动脉浊音区增宽，主动脉瓣区第二心音亢进而带金属音调，并有收缩期杂音。收缩期血压升高，脉压增宽，桡动脉触诊可类似促脉。X 线检查可见主动脉结向左上方凸出，主动脉影增宽和扭曲，有时可见片状或弧状钙质沉着阴影。

　　主动脉粥样硬化还可形成主动脉瘤，以发生在肾动脉开口以下的腹主动脉处最为多见，其次在主动脉弓和降主动脉。腹主动脉瘤多在体检时因查见腹部有搏动性肿块而发现，腹壁上相应部位可听到杂音，股动脉搏动可减弱。胸主动脉瘤可引起胸痛、气急、吞咽困难、咯血、声带因喉返神经受压导致声音嘶哑、气管移位或受压、上腔静脉或肺动脉受压等表现。X 线检查可见相应部位血管影增大，二维超声、多排螺旋 CT 或磁共振成像可显示瘤样主动脉扩张，主动脉瘤一旦破裂，可因急性大量内出血，迅速致命。动脉粥样硬化也可形成动脉夹层分离，但较少见。

四、检查

（一）实验室检查

　　本病尚缺乏敏感而又特异的早期实验室诊断方法。血液检查有助于危险因素如脂质或糖代谢异常的检出，其中的脂质代谢异常主要表现为 TC 增高、LDL-C 增高、HDL-C 降低、TG 增高、Apo-A 降低、Apo-B 和 Lp（a）增高。部分动脉的病变（如颈动脉、下肢动脉、肾动脉等）可经体表超声检测到。X 线平片检查可发现主动脉粥样硬化所导致的血管影增宽和钙化等表现。

（二）特殊检查

　　CT 或磁共振成像有助于判断脑动脉的功能情况以及脑组织的病变情况。电子束 CT 根据钙化的检出来评价冠状动脉病变，而随着技术的进步，多排螺旋 CT 血管造影技术已被广泛用于无创性地评价动脉的病变，包括冠状动脉。静息和负荷状态下的放射性核素心脏检查、超声心动图检查、ECG 检查以及磁共振技术，有助于诊断冠状动脉粥样硬化所导致的心肌缺血。数字减影血管造影（DSA）可显示动脉粥样硬化病变所累及的血管如冠状动脉、脑动脉、肾动脉、肠系膜动脉和四肢动脉的管腔狭窄或动脉瘤样病变以及病变的所在部位、范围和程度，有助于确定介入治疗或外科治疗的适应证和选择施行手术的方式。

　　血管内超声显像（IVUS）和光学相干断层扫描（OCT）是侵入性检查方法，可直接观察粥样硬化病变，同时了解病变的性质和组成，因而对病变的检出更敏感和准确。血管镜检查在识别粥样病变基础上的血栓形成方面有独特的应用。

五、诊断和鉴别诊断

本病的早期诊断相当困难。当粥样硬化病变发展引起管腔狭窄甚至闭塞或血栓形成，从而导致靶器官出现明显病变时，诊断并不困难。年长患者有血脂异常，动脉造影发现血管狭窄性病变，应首先考虑诊断本病。

主动脉粥样硬化引起的主动脉变化和主动脉瘤，需与梅毒性主动脉炎和主动脉瘤相鉴别，胸片发现主动脉影增宽还应与纵隔肿瘤相鉴别。其他靶器官的缺血或坏死表现需与其他原因的动脉病变所引起者相鉴别。冠状动脉粥样硬化引起的心绞痛和心肌梗死，需与其他原因引起的冠状动脉病变如冠状动脉炎、冠状动脉畸形、冠状动脉栓塞等相鉴别。心肌纤维化需与其他心脏病特别是原发性扩张型心肌病相鉴别。肾动脉粥样硬化所引起的高血压，需与其他原因的高血压相鉴别，肾动脉血栓形成需与肾结石相鉴别。四肢动脉粥样硬化所产生的症状，需与多发性动脉炎等其他可能导致动脉病变的原因相鉴别。

六、防治和预后

先应积极预防其发生，如已发生应积极治疗，防止病变发展并争取逆转。已发生器官功能障碍者，应及时治疗，防止其恶化，延长患者寿命。血运重建治疗可恢复器官的血供，其效果取决于可逆性缺血的范围和残存的器官功能。

（一）一般预防措施

1.发挥患者的主观能动性配合治疗

经过防治，本病病情可得到控制，病变可能部分消退，患者可维持一定的生活和工作能力。此外，病变本身又可以促使动脉侧支循环的形成，使病情得到改善。因此，说服患者耐心接受长期的防治措施至关重要。

2.合理的膳食

（1）膳食总热量不能过高，以维持正常体重为度，40 岁以上者尤应预防发胖。正常体重的简单计算方法为：身高（cm）-105=体重（kg）；或 BMI＜24 为正常，可供参考。

（2）超过正常标准体重者，应减少每天饮食的总热量，食用低脂（脂肪摄入量不超过总热量的 30%，其中动物性脂肪不超过 10%）、低胆固醇每天不超过 300mg 膳食，并限制摄入蔗糖及含糖食物。

（3）年过 40 岁者即使血脂无异常，也应避免经常食用过多的动物性脂肪和含胆固醇较高的食物，例如：肥肉、肝、脑、肾、肺等内脏，鱿鱼、墨鱼、鳗鱼、骨髓、猪油、蛋黄、蟹黄、鱼子、奶油及其制品、椰子油、可可油等。如血 TC、TG 等增高，应食用低胆固醇、低动物性脂肪食物，如鱼肉、鸡肉、各种瘦肉、蛋白、豆制品等。

（4）已确诊有冠状动脉粥样硬化者，严禁暴饮暴食，以免诱发心绞痛或心肌梗死。合并有高血压或心衰者，应同时限制盐的摄入。

（5）提倡饮食清淡，多食富含维生素 C（如新鲜蔬菜、瓜果）和植物蛋白（如豆类及其制品）的食物，在可能条件下，尽量以豆油、菜籽油、麻油、玉米油、茶油、米糠油、红花油等为食用油。

3.适当的体力劳动和体育锻炼

一定的体力劳动和体育活动对预防肥胖、锻炼循环系统的功能和调整血脂代谢均有益，是预防本病的积极措施。体力活动量根据个体的身体情况、体力活动习惯和心脏功能状态来规定，以不过多增加心脏负担和不引起不适感觉为原则。体育活动要循序渐进，不宜勉强做剧烈活动；对老年人提倡散步（每天 1 小时，分次进行）、做保健体操、打太极拳等。

4.合理安排工作和生活

生活要有规律，保持乐观、愉快的情绪，避免过度劳累和情绪激动，注意劳逸结合，保证充分睡眠。

5.提倡不吸烟，不饮烈性酒

6.积极治疗与本病有关的一些疾病

包括高血压、肥胖症、高脂血症、痛风、糖尿病、肝病、肾病综合征和有关的内分泌病等。

不少学者认为，本病的预防措施应从儿童期开始，即儿童也应避免摄食过量高胆固醇、高动物性脂肪的饮食，防止肥胖。

（二）药物治疗

1.降血脂药

又称调脂药物，血脂异常的患者，经上述饮食调节和进行体力活动后仍未正常者，可按血脂的具体情况选用下列调血脂药物。

（1）HMG-CoA 还原酶抑制剂（他汀类药物）：HMG-CoA 还原酶是胆固醇合成过程中的限速酶，他汀类药物部分结构与 HMG-CoA 结构相似，可和 HMG-CoA 竞争与酶的活性部位相结合，从而阻碍 HMG-CoA 还原酶的作用，因而抑制胆固醇的合成，血胆固醇水平降低。细胞内胆固醇含量减少又可刺激细胞表面 LDL 受体合成增加，从而促进 LDL、VLDL 通过受体途径代谢降低血清 LDL 含量。常见的不良反应有乏力、胃肠道症状、头痛和皮疹等，少数病例出现肝功能损害和肌病的不良反应，也有横纹肌溶解症致死的个别报道，长期用药要注意监测肝、肾功能和肌酸激酶。常用制剂有洛伐他汀 20～40mg，普伐他汀 20～40mg，辛伐他汀 10～40mg，氟伐他汀 40～80mg，阿托伐他汀 10～40mg，瑞舒伐他汀 5～20mg，均为每天 1 次。一般他汀类药物的安全性高和耐受性好，其疗效远远大于产生不良反应的风险，但对高龄、低体重、基础肾功能不全及严重心功能不全者应密切监测。

（2）氯贝丁酯类：又称贝丁酸或纤维酸类。其降血 TG 的作用强于降总胆固醇，并使 HDL-C 增高，且可减少组织胆固醇沉积。可选用以下药物：非诺贝特 100mg，3 次/天，其微粒型制剂 200mg，1 次/天；吉非贝齐（吉非罗齐）600mg，2 次/天；苯扎贝特 200mg，2～3 次/天；环丙贝特 50～100mg，1 次/天等。这类药物有降低血小板黏附性、增加纤维蛋白溶解活性和减低纤维蛋白原浓度、削弱凝血的作用。与抗凝药合用时，要注意抗凝药的用量。少数患者有胃肠道反应、皮肤发痒和荨麻疹以及一过性血清转氨酶增高和肾功能改变。宜定期检查肝、肾功能。

（3）烟酸类：烟酸口服 3 次/天，每次剂量从 0.1g 逐渐增加到最大量 1.0g。可以起到有降低血甘油三酯和总胆固醇、增高 HDL-C 以及扩张周围血管的作用。可引起皮肤潮红和发痒、胃部不适等不良反应，故不易耐受；长期应用还要注意检查肝功能。同类药物有阿昔莫司（吡莫酸），口服 250mg，3 次/天，不良反应较烟酸少，适用于血 TG 水平明显升高、HDL-C 水平明显低者。

（4）胆酸螯合树脂类：为阴离子交换树脂，服后吸附肠内胆酸，阻断胆酸的肠肝循环，加速肝中胆固醇分解为胆酸，与肠内胆酸一起排出体外而使血 TC 下降。有考来烯胺（消胆胺）4～5g，3 次/天；考来替泊 4～5g，3～4 次/天等。可引起便秘等肠道反应，近年来采用微粒型制剂，不良反应减少，患者较易耐受。

（5）其他调节血脂药：①普罗布考 0.5g，2 次/天，有抗氧化作用并可降低胆固醇，但 HDL-C 也降低，主要的不良反应包括胃肠道反应和 Q-T 间期延长。②不饱和脂肪酸类，包括从植物油提取的亚油酸、亚油酸乙酯等和从鱼油中提取的多价 4 不饱和脂肪酸如 20 碳 5 烯酸（EPA）和 22 碳 6 烯酸（DHA），后两者用量为 3～4g/d。③维生素类，包括维生素 C（口服至少 1g/d）、维生素 B6（口服 50mg，3 次/天）、泛酸的衍生物泛硫乙胺（口服 200mg，3 次/天）、维生素 E（口服 100mg，3 次/天）等，其降脂作用较弱。

以上调节血脂药多需长期服用，但应注意掌握好用药剂量和不良反应。

2.抗血小板药物

抗血小板黏附和聚集的药物，可防止血栓形成，有助于防止血管阻塞性病变病情发展。可选用如下药物：①阿司匹林：主要抑制 TXA2 的生成，较少影响前列环素的产生，建议剂量 50～300mg/d。②氯吡格雷或噻氯匹定：通过 ADP 受体抑制血小板内 Ca^{2+} 活性，并抑制血小板之间纤维蛋白原桥的形成，氯吡格雷 75mg/d，噻氯匹定 250mg，1～2 次/天，噻氯匹定有骨髓抑制的不良反应，应随访血常规，已较少使用。③血小板糖蛋白 IIb/IIIa（GP IIb/IIIa）受体阻滞剂，能通过抑制血小板 GPIIb/IIIa 受体与纤维蛋白原的结合而抑制血小板聚集和功能，静脉注射制剂有阿昔单抗（或称 ReoPro）、替罗非班等，主要用于 ACS 患者，口服制剂的疗效不肯定。④双嘧达莫（潘生丁）50mg，3 次/天，可使血小板内环磷酸腺苷增高，抑制 Ca^{2+} 活性，可与阿司匹林合用。⑤西洛他唑是磷酸二酯酶抑制剂，50～100mg，2 次/天。

（三）预后

本病的预后随病变部位、程度、血管狭窄发展速度、受累器官受损情况和有无并发症而不同。重要器官如脑、心、肾动脉病变导致脑卒中、心肌梗死或肾衰竭者，预后不佳。

第四节　急性心肌梗死

急性心肌梗死（AMI）是目前影响公众健康的主要疾病之一。根据发病后心电图有无ST段抬高，目前将AMI分为两大类，即ST段抬高的AMI和非ST段抬高的AMI。

一、临床表现

（一）症状

1.诱发因素

（1）过于剧烈的运动是诱发AMI的一个因素，尤其是情绪激动的患者，过于剧烈的运动以及高度紧张等可以触发斑块破裂，导致AMI。

（2）不稳定型心绞痛可发展而导致AMI。

（3）急性失血的外科手术也是AMI的诱因。

（4）休克、主动脉瓣狭窄、发热、心动过速和焦虑不安等也可能是AMI的诱因。AMI的发生也有昼夜周期性，上午6～12点是AMI发生的高峰。可能与清晨数小时有血浆儿茶酚胺、皮质醇浓度升高和血小板聚集性增加有关。

不稳定型心绞痛可能是AMI的前驱症状。在AMI前常有全身不适或显著疲倦。

2.缺血性胸痛

AMI胸痛强度轻重不一。大部分患者程度严重，有些甚至难以忍受。疼痛时间长，常超过30分钟，可达数小时。对于AMI患者胸部不适感的性质可有压榨、压迫等描述，患者自觉为窒息、压榨样痛或闷痛较为常见，但也有刺痛、刀割样、钻痛或烧灼痛等。疼痛的部位通常在胸骨后，多向胸廓两侧传播，尤以左侧为甚。这种疼痛常向左臂尺侧放射，在左腕部、手掌及手指部产生刺痛的感觉。有些患者仅仅在腕部有钝痛或者麻木，伴有严重的胸骨后或心前区不适，有些患者疼痛发生在上腹部易误诊为消化道病变。也有一些患者疼痛放射到肩胛部、上肢、颈部、下颌和肩胛间区，通常以左侧为多。对于原有心绞痛的患者，梗死的疼痛部位经常于心绞痛的部位一致，但是疼痛的程度加重，疼痛的时间延长，并不能为休息和服用硝酸甘油所缓解。

在某些患者，特别是老年人，AMI 的临床表现不是胸痛而是急性左心衰和胸腔发紧，也有表现为显著虚弱或症状明显的昏厥。这些症状常伴有出汗、恶心和呕吐。AMI 的疼痛一般镇痛药是难以缓解的。吗啡常可缓解疼痛。这种疼痛是由于围绕坏死中央部位的心肌缺血区神经纤维受刺激而产生，而不是坏死的心肌引起疼痛。因此，疼痛意味着缺血而不是梗死，疼痛可作为心肌缺血的一种标记。

3.其他症状

50%以上的透壁性 AMI 和严重胸痛患者有恶心、呕吐，这是由于迷走神经反射活动或左室受体作为 Bezold Jarisch 反射弧的一部分受刺激而引起，下壁梗死时更常见。偶尔也有患者伴有腹泻及剧烈的排便感。其他还可以出现显著无力、眩晕、心悸、出冷汗、濒死感。

4.无痛性 AMI

有的患者发生 AMI 时无明显症状，而仅在以后的心电图检查中发现。未察觉或无痛性 AMI 多见于无前驱心绞痛的患者和并有糖尿病、高血压的老年患者。无痛性 AMI 之后常有无症状心肌缺血。无痛性和有症状的 AMI 患者预后可能相似。

（二）体格检查

1.一般情况

AMI 患者常有焦虑、痛苦面容，如胸痛严重则可能坐立不安。患者常常按摩或抓紧胸部，用握紧的拳头放在胸骨前描述疼痛。对于左室衰竭和交感兴奋的患者，出冷汗和皮肤苍白明显；典型患者坐位，或撑在床上，屏住呼吸。咳粉红色泡沫状或血丝状痰是 AMI 发生急性左心衰的表现心源性休克的患者常有精神疲惫，皮肤湿冷，四肢皮肤有蓝色花斑，面色苍白，口唇和甲床重度青紫。

2.心率、血压、体温和呼吸

（1）心率变化不一，起初常有心率快，当患者疼痛和焦虑减轻时心率减慢，室性早搏多见。无并发症的 AMI 患者血压大部分正常。

（2）发病前血压正常者发病后偶有高血压反应，由于疼痛、焦虑也可使血压高的患者更高。发病前有高血压的患者，部分患者在 AMI 后不用降压药而血压常可正常，在以后的3～6个月部分患者可再次出现血压升高。一般情况下，下壁心梗一半以上患者有副交感神经过度刺激症状，伴有低血压、心动过缓；而前壁心梗中的一半患者显示交感神经兴奋体征，有高血压、心动过速。

（3）大部分广泛 AMI 患者有发热，一般发生在梗死后的24～48小时，也可在4～8小时开始升高，5～6天可消退。

（4）AMI 患者在发病后呼吸频率可加快，常与左心衰程度相关。

3.肺部体征

在左室衰竭和（或）左室顺应性下降的 AMI 患者两肺均可出现湿啰音，严重者两肺可满布哮鸣音。

4.心脏检查

即使有严重症状和大面积心梗的心脏检查也可能没有值得重视的异常情况。部分患者出现心脏搏动弥散，少数人可触及收缩期膨出。听诊可有第一心音低钝，常可出现第四心音，但临床意义不大。出现第三心音常反映心室充盈压升高的左室功能不全。一过性或持续性收缩期杂音在 AMI 患者也多见，往往继发于二尖瓣装置功能不全。一个新出现的、心前区伴有震颤的全收缩期杂音提示可能有乳头肌部断裂。室间隔破裂的杂音和震颤沿着胸骨左缘更明显，胸骨右缘也可听见。6%～30%的 AMI 患者有心包摩擦音，透壁性心梗患者发生率较高。可发生在病后24小时以内以及延迟至2周内发现，一般2～3天最多见。广泛心肌梗死的心包摩擦音可持续数日。延迟发生的心包摩擦音和伴有心包炎症状（迟至梗死后3个月）是心肌梗死后综合征的典型表现。心包摩擦音在胸骨左缘或心尖冲动内侧处最清楚。

（三）实验室检查

心肌细胞坏死时，细胞膜的完整性遭到破坏，细胞内的大分子物质（血清心脏标记物）开始弥散至心脏间质组织并最后进入梗死区的微血管和淋巴管。目前临床所测的血清标记物有如下几种。

1.肌酸磷酸激酶（CK）及其同工酶

血清 CK 升高是一项检出 AMI 的敏感分析方法，CK 升高的量与心肌坏死量有直接定量关系。

CK 可用电泳法分出三种同工酶（MM、BB、MB）。心肌内主要含有 CK-MB，也含有 CK-MM。CK-MB 的升高多考虑心肌受损，这是诊断 AMI 的主要酶学根据。CK-MB 上升及峰值略早 CK 酶，AMI 在胸痛后 1～6 小时即升高，6～8 小时达峰值，36～72 小时内恢复正常。

2.肌红蛋白

血清肌红蛋白在梗死发生后 1～4 小时内即可查出，再灌注后，血清肌红蛋白上升更快，所以将其测定数值作为成功再灌注的指标以及梗死范围大小的有价值的指标。但是由于其升高的时间短（＜24 小时）和缺乏特异性（骨骼肌受损可使其升高）；所以早期检出肌红蛋白后，应再测定 CK-MB，肌钙蛋白 I（c TnI）或肌钙蛋白 T（c Tn T）等更具特异性的标记物予以证实。

3.心肌特异性肌钙蛋白

测定 CTn T、CTnI 已作为诊断心肌梗死的新标准，而且对诊断 AMI 的特异性和敏感性均高于其他酶学指标。c Tn T、CTnI 在正常情况下周围循环血液中不存在，因此只要比参考值的上限略高即有诊断价值。能够检出非常小量的心肌坏死，c Tn T 可能查出用 CK-MB 不能检出的心肌坏死。

4.乳酸脱氢酶（LDH）

此酶在 AMI 后 24～48 小时超过正常范围，胸痛后 3～4 天达到峰值，梗死后 8～10 天恢复正常。尽管具有诊断敏感度，但是总 LDH 缺乏特异性。LDH 有 5 种同工酶（LDH1-5），

LDH1 在心肌含量较高。在 AMI 发生 8～24 小时血清 LDH1 即早于总 LDH 出现升高。

5.天冬氨酸转氨酶（AST）

由于其假阳性较高，可在大多数肝病（ALT＞AST）、骨骼肌病、肌内注射或肺栓塞以及休克时出现升高，所以目前已不作为常规诊断方法。

（四）心电图检查

由于心电图检查方便、无创、广泛用于临床，连续的心电图检测不仅可明确 AMI 的诊断，而且对梗死部位、范围、程度以及心律失常情况作出判断。

AMI 的心电图表现主要特点有坏死性 Q 波、损伤性 ST 波段抬高和缺血性 T 波的直接征象，此外尚有梗死对应导联出现 R 波增高、ST 段压低和 T 波直立增大的间接征象。

1.据病理变化和心电图改变

可将 AMI 的心电图分为四期，下面详细介绍各期心电图特点。

（1）AMI 早期心电图改变：①T 波高尖，（胸前导联 T＞1.0mV）两臂对称，这是 AMI 早期最先出现的心电图征象，可以在 ST 段抬高之前出现。②ST 段抬高，先呈上斜型抬高，继之呈弓背向上抬高，当 ST 段抬高至 R 波时，形成 QRS-T 单向曲线。③急性损伤阻滞，呈损伤区除极延缓所形成的心电图表现：有 R 波上升速度缓慢，室壁激动时间延长≥0.045秒；QRS 增宽，可达 0.12 秒；QRS 振幅增高；无病理性 Q 波。

（2）AMI 急性期心电图改变：①坏死性 Q 波：常先出现小 Q 波，随着 R 波降低，Q 波增大，最后形成 QS。②ST 段抬高呈弓背型向上或抛物线型，对侧导联的 ST 段呈对应性压低。如在同一导联中有 ST 异常移位，又同时有 QRS 及 T 波改变，几乎都是由 AMI 所引起。③T 波倒置，在 ST 段还处于抬高时，其 T 波则开始倒置。

总之，Q 波、ST 段和 T 波呈现有相关联的动态变化，应结合起来诊断。

（3）新近期的心电图特点：坏死型 Q 波仍存在，ST 段回到等电线，T 波倒置加深，呈冠状 T 波。这种改变常在 2～3 周达高峰，5～9 个月后逐渐消退。

（4）慢性期心电图特点：坏死型 Q 波不变或变浅，有 7%～15%Q 波消失，ST 正常，T 波转直立或倒置变浅。

2.心电图对 AMI 的定位诊断

AMI 发生的部位不同其心电图改变也不同。体表心电图定位，基本上可反映心室解剖的梗死部位。

心肌梗死的典型心电图改变也可被其他心电图异常所掩盖，特别是左束支阻滞。表现对左束支阻滞时诊断心肌梗死有高度特异性，但不敏感，即：①I、aVL、V3 至 V6 两个导联有病理 Q 波。②心前导联 R 波逐渐变小。③V1～V4 导联的 S 波升支有切迹。④ST 段与 QRS 主波同向偏移。

（五）超声心动图检查

符合 AMI 的胸痛患者，在心电图不能确认是 AMI 时，此时超声心动图的表现对诊断可能有帮助，出现明确的异常收缩区支持心肌缺血诊断。AMI 患者几乎都有室壁运动异常区，对于非透壁性梗死的患者可能较少表现为室壁运动异常。早期行超声检查，对检出可能存活而处于顿抑状态的心肌有收缩功能储备，残留心肌有缺血可能，AMI 后有充血性心衰及 AMI 后有机械性并发症的患者的早期发现都有帮助。

（六）核素显像

放射性核素心血管造影，心肌灌注显像，梗死区核素闪烁显像和正电子发射断层显像已用于检查 AMI 患者。核素心脏显像技术对检出 AMI，估价梗死面积、侧支循环血流量和受损心肌范围有用。可测定 AMI 对心室功能产生的效应，确定 AMI 患者的预后。但是要搬动患者，限制了这项技术的应用。

二、诊断及鉴别诊断

（一）急诊科对疑诊 AMI 患者的诊断

AMI 早期诊断，及时治疗可提高患者存活率改善左室收缩功能。医生对送达的急性缺血性胸痛和疑诊 AMI 的患者，应迅速、准确作出诊断。询问缺血性胸痛史和描记心电图是急诊科医生迅速筛查心肌缺血和 AMI 的主要方法。

1.缺血性胸痛史

除了注意典型的缺血性胸痛，还要注意非典型的缺血性胸痛。后者常见于女性患者和老年人。要与急性肺动脉栓塞、急性主动脉夹层、急性心包炎及急性胸膜炎引起的胸痛相鉴别。

2.迅速评价

初始 18 导联心电图，心电图应在 10 分钟内完成，18 导联心电图是急诊科诊断的关键，可用以确定即刻处理方案。

（1）对 ST 段抬高或新发左束支传导阻滞的患者，应迅速评价溶栓禁忌证，也开始行缺血治疗，有适应证者尽快开始溶栓或 PTCA 治疗。

（2）对 ST 段明显下移、T 波倒置或有左束支传导阻滞，临床高度提示心肌缺血的患者，应入院抗缺血治疗，并做心肌标记物及常规血液检查。

（3）对心电图正常或呈非特征性心电图改变的患者，应在急诊科继续对病情进行评价和治疗，并进行床旁监测，包括心电监护，迅速测定心肌标记物浓度及二维超声心动图检查等。

（二）诊断

AMI 的诊断必须至少具备下列三条标准中的两条：

（1）缺血性胸痛的临床病史。

（2）心电图的动态演变。

（3）心肌坏死的血清心肌标记物浓度的动态变化。

部分 AMI 患者心电图不表现为 ST 段抬高，因此血清心肌标记物浓度的测定对 AMI 的诊断起更重要的作用。在应用心电图诊断 AMI 时应注意到超急性期 T 波改变、后壁心肌梗死、右室梗死及非典型心肌梗死的心电图表现，伴有左束支传导阻滞时可造成心电图诊断 AMI 困难。

如果已具备 AMI 的典型表现，即开始紧急处理.如果心电图表现无决定性的诊断意义，早期血液化验结果为阴性，但临床表现高度可疑，则应进行血清心肌标记物连续监测。

三、治疗

（一）院前急救

院前急救的主要任务是将 AMI 患者安全、迅速地转运到医院，以便尽早开始再灌注治疗。应使有 AMI 高危因素的患者提高识别 AMI 的能力，以便自己一旦发病立即采取以下急救措施：①停止任何活动，立即卧位或坐位休息。②立即舌下含服硝酸甘油 1 片（0.5mg），每 5 分钟可重复含服。如含服 3 片仍无效，应拨打急救电话。由急诊专业医护人员用救护车运送至有条件的医院进行急救治疗。在此过程中专业医护人员应根据患者的病史、查体和心电图结果作出初步诊断和急救处里。AMI 患者被送达急诊室后，应迅速作出诊断并尽早给予再灌注治疗。力争在 10～20 分钟内完成病史采集、临床检查和记录 18 导联心电图以明确诊断。对 ST 段抬高的 AMI 患者，应在 30 分钟内收住 CCU 开始溶栓，或 90 分钟内开始行急诊 PTCA 治疗。

（二）一般治疗

AMI 住院后立即开始持续心电、血压和血氧饱和度的监测，并同时建立静脉通道开始一般治疗。

1.卧床休息

对无并发症的患者一般卧床休息 1～3 天，对病情不稳定及高危患者卧床时间适量延长。

2.吸氧

AMI 患者初起即使无并发症，也应给予鼻导管吸氧，以纠正因肺淤血和肺通气/血流比例失调所致的缺氧。在严重左心衰、肺水肿和并发机械并发症的患者，多伴有严重低氧血症，需面罩加压给氧或气管插管机械通气。

3.镇痛

剧烈胸痛可使交感神经过度兴奋，心动过速，血压升高，心肌收缩力增强，从而增加心肌耗氧量，易诱发快速性室性心律失常，应立即给予最有效的镇痛剂。可给吗啡 3mg 静脉滴注，必要时每 5 分钟重复 1 次，总量不宜超过 15mg。但要注意其不良反应，有恶心、呕吐、低血压和呼吸抑制，尤其有慢阻肺的老年人。一旦出现呼吸抑制，可立即静脉注射纳洛酮 0.4mg，每隔 3 分钟 1 次（最多 3 次）以拮抗之。

4.饮食和通便

AMI 患者需要禁食至胸痛消失，然后给予流质和半流质饮食，逐步过渡到普通饮食。所有 AMI 患者均应服用缓泻剂，以防便秘时排便用力导致心脏破裂或引起心律失常、心力衰竭。

（三）再灌注治疗

1.溶栓治疗

冠脉完全闭塞至心肌透壁性坏死有一时间窗，大约为 6 小时。在该时间内使冠脉再通，可挽救濒临坏死的心肌。症状出现后越早溶栓，病死率越低。但对 6～12 小时仍有胸痛及 ST 段抬高的患者进行溶栓仍可获益。

（1）溶栓适应证：①持续性胸痛≥半小时，含服硝酸甘油不缓解。②两个以上相邻导联 ST 段抬高（胸导联≥0.2mV，肢导联≥0.1mV）。③发病≤6 小时者。对于 6～12 小时者如仍有 ST 段抬高及胸痛者也可溶栓。④年龄＜75 岁。

对前壁心肌梗死、低血压（SBP＜100mm Hg）或心率增快（＞100 次/分）患者治疗意义更大。对于≥75 岁的患者无论是否溶栓死亡的危险均很大，应权衡利弊后再行溶栓。AMI 发病时血压高[SBP＞180mm Hg 和（或）DBP＞110mm Hg]的患者进行溶栓发生颅内出血的危险较大，应首先镇痛、降低血压，将血压降至 150/90mm Hg 以下再行溶栓。

（2）溶栓的禁忌证和注意事项：①既往任何时间发生过出血性脑卒中，1 年内发生过缺血性脑卒中或脑血管事件。②颅内肿瘤。③近期（2～4 周）活动性内脏出血（月经期除外）。④可疑主动脉夹层。⑤未控制的高血压（180/110mm Hg）或慢性严重高血压病史。⑥目前正在使用治疗量的抗凝药，已知的出血倾向。⑦近期（2～4 周）创伤史，包括创伤性心肺复苏或较长时间（＞10 分钟）的心肺复苏，外科手术。⑧近期（＜2 周）在不能压迫部位的大血管穿刺。⑨曾使用链激酶（尤其 5 天～2 年内使用者）或对其过敏的患者，不能重复使用链激酶。⑩妊娠及有活动性消化性溃疡者。

（3）静脉用药的种类和方法：①尿激酶（UK）：为我国应用最广的溶栓药物，目前建议剂量为 150 万 IU（约 2.2 万 IU/kg）用 10mL 生理盐水溶解，再加入 100mL5% 或 10% 的葡萄糖液中于 30 分钟内静脉滴入。滴完 6 小时，酌情皮下注射肝素 7500IU，每 12 小时一次，或低分子肝素皮下注射，每日 2 次，持续 3～5 天。②链激酶或重组链激酶（SK 或 r-SK）：150 万 IU 用 10mL 生理盐水溶解，再加入 100mL5% 或 10% 的葡萄糖内，于 60 分钟内滴入。配合肝素皮下注射 7500～10000IU，每 12 小时一次，或低分子肝素皮下注射，每日 2 次。③重组组织型纤维溶酶原激活剂（rt-PA）国外较为普遍的用法是加速注射药方案（即 GUSTO 方案），首先静脉滴注 15mg，继之在 30 分钟内静脉滴注 0.75mg/kg（不超过 50mg），再于 60 分钟内静脉滴注 0.5mg/kg（不超过 35mg）。注射药前静脉注射肝素 5000U，继之以 1000U/h 的速度静脉滴注，以 APTT 结果调整肝素的药剂量，使 APTT 维持在 60～80 秒。

2.介入治疗

（1）直接 PTCA：直接 PTCA 与溶栓治疗比较，梗死相关血管（IRA）再通率高，达到心肌梗死溶栓试验（TIMI）3 级血流者明显增多，再闭塞率低，缺血复发少，且出血（尤其脑出血）的危险性低。

直接 PTCA 的适应证：①在 ST 段抬高和新出现或怀疑新出现左束支传导阻滞的 AMI 患者，直接 PTCA 作为溶栓治疗的替代治疗。于发病 12 小时内或虽超过 12 小时但缺血症状仍持续时，对梗死相关动脉进行 PTCA。②急性 ST 段抬高/Q 波心肌梗死或新出现左束支阻滞的 AMI 并发心源性休克患者，年龄＜75 岁，AMI 发病在 36 小时内，并且血管重建术可在休克发生 18 小时完成者，应首先直接 PTCA 治疗。③适宜再灌注治疗而有溶栓治疗禁忌者，可直接 PTCA 治疗。④AMI 患者非 ST 段抬高，但 IRA 严重狭窄，血流减慢（TIMI 血流≤2 级），可在发病 12 小时内完成 PTCA 治疗。

直接 PTCA 在 AMI 急性期不应对非梗死相关动脉行选择性 PTCA；在发病 12 小时以上或已接受溶栓治疗且已无心肌缺血证据者，不应进行 PTCA。直接 PTCA 应迅速完成，时间的延误不能达到理想效果，治疗的重点应放在早期溶栓。

近年来，提倡 AMI 行原发性支架置入术，常规置入支架在降低心脏事件的发生率和减少靶血管重建术方面优于直接 PTCA 和仅在夹层、急性闭塞或濒临闭塞时紧急置入支架，因此，支架置入可较广泛用于 AMI 患者的机械性再灌注治疗。

（2）补救性 PTCA：对溶栓治疗未再通的患者使用 PTCA 恢复前向血流即为补救性 PTCA。其目的是尽早开通梗死相关动脉，挽救缺血但仍存活的心肌，从而改善生存率和心功能。对溶栓后仍有胸痛，ST 段抬高无显著回落，应尽快行 PTCA，使梗死相关动脉再通。尤其对发病 12 小时内广泛前壁心肌梗死，再次梗死及血流动力学不稳定的高危患者意义更大。

（3）溶栓治疗再通者 PTCA 的选择：对溶栓治疗冠脉再通者不主张立即行 PTCA，因为立即 PTCA 并不能完全挽救心肌及预防再梗死和死亡，且接受 PTCA 者不良心脏事件发生率可能增加。因此，对溶栓成功的患者，若无缺血复发，应在 7～10 天后进行择期冠脉造影，若病变适宜可行 PTCA 或支架置入。

（四）药物治疗

1.硝酸酯类药物

该药主要作用是松弛血管平滑肌产生血管扩张作用，对静脉的扩张作用明显强于对动脉的扩张作用。扩张静脉和动脉可减轻心脏前后负荷，从而减少心脏做功和心肌耗氧量，还可直接扩张冠状动脉，增加心肌血流，预防和解除冠状动脉痉挛，对已有严重狭窄的冠脉，硝酸酯类药物可扩张侧支血管增加缺血区血流，改善心内膜下心肌缺血，并可预防左室重塑。常用的有硝酸甘油、硝酸异山梨酯和 5-单硝酸异山梨醇酯。

AMI 患者硝酸酯治疗可轻度降低病死率，AMI 早期通常给予硝酸甘油静脉滴注 24～48 小时。尤其适宜用于 AMI 伴发再发性心肌缺血、充血性心力衰竭和高血压患者。

用法：静脉滴注硝酸甘油应从低剂量开始，即 $10\mu g/min$，以后酌情逐渐增加剂量，每 5～10 分钟增加 5～10μg，直至症状控制、血压正常者 SBP 降低 10mm Hg 或高血压患者 SBP 降低 30mmHg 为有效治疗剂量。最高剂量以不超过 100/（$\mu g \cdot min$）为宜，过高剂量可增加低血压危险。应用硝酸甘油 24 小时内一般不会产生耐药，24 小时以后如产生耐药出现疗效减弱或消失可增加滴注剂量。

静脉滴注二硝基异山梨酯的剂量从 30μg/min 开始，观察 30 分钟以上，如无不良反应可逐渐加量。静脉用药后症状改善可改用口服制剂如硝酸异山梨酯 10~20mg，每日 3 次或 4 次，或 5-单硝酸异山梨醇酯 20~40mg，每日 2 次。

硝酸酯类药物常见的不良反应有头痛、反射性心动过速和低血压等。该药禁忌证为 AMI 合并低血压（SBP≤90mm Hg）或心动过速（心率＞100 次/分），下壁伴右室梗死时易发生低血压故应慎用。

2.抗血小板治疗

在急性血栓形成中血小板活化起着十分重要的作用，抗血小板治疗已成为 AMI 的常规治疗，溶栓前即应使用。阿司匹林和噻氯匹啶或氯吡格雷是目前临床上常用的抗血小板药物。

（1）阿司匹林：阿司匹林通过抑制血小板内的环氧化酶使血栓素 A2（TXA2）合成减少，达至抑制血小板聚集的作用。AMI 急性期，阿司匹林使用剂量应为 300mg/d，首次服用时应选择水溶性阿司匹林或肠溶阿司匹林嚼服以达到迅速吸收的目的，3 天后改为小剂量 50~150mg/d 维持。

（2）噻氯匹啶和氯吡格雷：噻氯匹啶作用机制是抑制 ADP 诱导的血小板聚集。口服后 24~48 小时起作用，3~5 天达高峰。开始服用的剂量为 250mg，每日 2 次，1~2 周后改为 250mg，每日 1 次维持。该药起作用慢，不适合急需抗血小板治疗的临床情况（如 AMI 溶栓前），多用于对阿司匹林过敏或禁忌的患者或者与阿司匹林联合用于置入支架的 AMI 患者。该药的主要不良反应是中性粒细胞及血小板减少，应用时需注意经常检查血常规，一旦出现上述不良反应立即停药。

氯吡格雷是新型 ADP 受体拮抗剂，其化学结构与噻氯匹定十分相似，与后者不同的是口服后起效快，不良反应明显低于噻氯匹定，现已成为噻氯匹定替代药物。初始剂量 300mg，以后剂量 75mg/d 维持。

3.抗凝治疗

凝血酶是使纤维蛋白原转变为纤维蛋白最终形成血栓的关键环节，因此抑制凝血酶至关重要。

（1）普通肝素：在临床应用最普遍，对于 ST 段抬高的 AMI 肝素作为溶栓治疗的辅助用药，对于非 ST 段抬高的 AMI，静脉滴注肝素为常规治疗。一般使用方法是先静脉推注 5000U 冲击量，继之以 1000U/h 维持静脉滴注，每 4～6 小时测定 1 次 APTT 或 ACT，以便于及时调整肝素剂量，保持其凝血时间延长至对照的 1.5～2.0 倍。静脉肝素一般使用时间为 48～72 小时，以后可改用皮下注射 7500U 每 12 小时 1 次，注射 2～3 天。

rt-PA 溶栓前先静脉注射肝素 5000U 冲击量，继之以 1000U/h 维持静脉滴注 48 小时，根据 APTT 或 ACT 调整肝素剂量（方法同上）。48 小时后改用皮下肝素 7500U 每日 2 次，治疗 2～3 天。尿激酶和链激酶溶栓后 6 小时开始测定 APTT 或 ACT，待 APTT 恢复到对照时间 2 倍以内时（约 70 秒）开始给予皮下肝素治疗。对于大面积前壁心肌梗死静脉未再通的患者有增加心脏破裂的倾向，采用皮下注射肝素治疗较为稳妥。

（2）低分子量肝素：其抗因子 Ｘa 的作用是普通肝素的 2～4 倍，但抗Ⅱa 的作用弱于后者。预防血栓形成的总效应优于普通肝素。低分子量肝素有应用方便、无须监测凝血时间、出血并发症低等优点，可代替普通肝素。

4.β阻滞剂

β阻滞剂通过减慢心率，降低血压和减弱心肌收缩力来减少心肌耗氧量，对改善缺血区的氧供需失衡，缩小心肌梗死面积，降低急性期病死率有肯定的疗效。常用的β阻滞剂有美托洛尔 25～50mg，每日 2 次，阿替洛尔 6.25～25mg，每日 2 次。使用剂量必须个体化。

β阻滞剂治疗的禁忌证为：①心率＜60 次/分。②动脉收缩压＜100mmHg。③中重度左心衰竭（≥KillipⅢ级）。④二、三度房室传导阻滞或 PR 间期＞0.24s。⑤严重慢性阻塞性肺部疾病或哮喘。⑥末梢循环灌注不良。

相对禁忌证为：①哮喘病史。②周围血管疾病。③胰岛素依赖性糖尿病。

5.血管紧张素转换酶抑制剂（ACEI）

ACEI 主要作用机制是通过影响心肌重塑、减轻心室过度扩张而减少充盈性心力衰竭的发生率和死亡率。在无禁忌证的情况下，溶栓治疗后血压稳定即可开始使用 ACEI。ACEI

使用的剂量应视患者情况而定，一般来说，AMI 早期 ACEI 应从低剂量开始逐渐增加剂量。对于 4～6 周后无并发症和无左心室功能障碍的 AMI 患者，可停服 ACEI 制剂；若 AMI 特别是前壁心肌梗死合并左心功能不全，ACEI 治疗期应延长。

ACEI 的禁忌证：①AMI 急性期动脉收缩压＜90mm Hg。②临床出现严重肾衰竭（血肌酐＞265μmol/L）。③有双侧肾动脉狭窄病史者。④对 ACEI 制剂过敏者。⑤妊娠、哺乳期女性等。

6.钙拮抗剂

钙拮抗剂在 AMI 治疗中不作为一线用药。临床试验研究显示，无论是 AMI 早期或晚期、Q 波或非 Q 波心肌梗死、是否合用β阻滞剂，给予速效硝苯地平均不能降低再梗死率和死亡率，对部分患者甚至有害，这可能与该药反射性增加心率，抑制心脏收缩力和降低血压有关。因此，在 AMI 常规治疗中钙拮抗剂被视为不宜使用的药物。对于无左心衰竭临床表现的非 Q 波 AMI 患者，服用地尔硫草可以降低再梗死发生率，有一定的临床益处。AMI 并发心房颤动伴快速心室率，且无严重左心功能障碍的患者，可使用静脉地尔硫草缓慢注射 10mg（5 分钟内），随之以 5～15μg/（kg·min）维持静脉滴注，静脉滴注过程中需密切观察心率、血压的变化。

7.洋地黄制剂

AMI 24 小时之内一般不使用洋地黄制剂，目前一般认为，AMI 恢复期在 ACEI 和利尿剂治疗下仍存在充血性心力衰竭的患者，可使用地高辛。对于 AMI 左心衰竭并发快速心房颤动的患者，使用洋地黄制剂较为适合，可首次静脉注射西地兰 0.4mg，此后根据情况追加 0.2～0.4mg，然后口服地高辛维持。

（五）并发症及处理

1.左心功能不全

AMI 时左心功能不全由于病理改变的程度不同，临床表现差异很大。血流动力学监测可为左心功能的评价提供可靠指征。当肺毛细血管压（PCWP）＜18mm Hg、心脏指数（CI）＜2.5L/（min·m²）时为左心功能不全；PCWP＞18mm Hg、CI＜2.2L/（min·m²）、收缩压＜80mm Hg 时为心源性休克。

（1）急性左心衰竭：临床上表现为程度不等的呼吸困难，严重者可端坐呼吸，咳粉红色泡沫样痰。

急性左心衰竭的处理：①适量利尿剂，KillipⅢ级（肺水肿）时静脉注射呋塞米 20mg。②静脉滴注硝酸甘油，由 10μg/min 开始，逐渐加量，直到收缩压下降 10%～15%，但不低于 90mm Hg。③尽早口服 ACEI，急性期以短效 ACEI 为宜，小剂量开始，根据耐受情况逐渐加量。④肺水肿合并严重高血压时是静脉滴注硝普钠的最佳适应证。小剂量（10μg/min）开始，根据血压逐渐加量并调整至合适剂量。⑤洋地黄制剂在 AMI 发病 24 小时内使用有增加室性心律失常的危险，故不主张使用。在合并快速心房颤动时，可用西地兰减慢心室率。在左室收缩功能不全，每搏量下降时，心率宜维持在 90～110 次/分，以维持适当的心排血量。⑥急性肺水肿伴严重低氧血症者可行人工机械通气治疗。

（2）心源性休克：AMI 伴心源性休克时有严重低血压，收缩压＜80mm Hg，有组织器官低灌注表现，如四肢凉、少尿或神志模糊等。伴肺瘀血时有呼吸困难。心源性休克可突然发生，为 AMI 发病时的主要表现，也可在入院后逐渐发生。

心源性休克的处理：①在严重低血压时，应静脉滴注多巴胺 5～15μg/（kg·min），一旦血压升至 90mm Hg 以上，则可同时静脉滴注多巴酚丁胺，以减少多巴胺用量。轻度低血压时，可用多巴胺或与多巴酚丁胺合用。②AMI 心源性休克升压治疗无反应的患者，主动脉内囊球反搏（IABP）可有效逆转器官低灌注。IABP 对支持患者接受冠状动脉造影、PTCA 或 CABG 均可起到重要作用。③迅速使完全闭塞的梗死相关血管开通，恢复血流至关重要，AMI 合并心源性休克提倡 PTCA 或 CABG 再灌注治疗，可提高 AMI 合并心源性休克的生存率。

主动脉内球囊反搏适应证：①心源性休克药物治疗难以恢复时，作为冠状动脉造影和急诊血管重建术前的一项稳定措施。②AMI 并发机械性并发症，如乳头肌断裂、室间隔穿孔时，作为冠状动脉造影和修补手术及血管重建术前的一项稳定性治疗手段。③顽固性室性心动过速反复发作伴血流动力学不稳定。④AMI 后顽固性心绞痛在冠状动脉造影和血管重建术前的一种治疗措施。

2.右室梗死和功能不全

急性下壁心肌梗死中，近一半存在右室梗死，下壁伴右室梗死者死亡率大大增加。右胸导联（尤为 V4R）ST 段抬高≥0.1mV 是右室梗死最特异的改变。下壁梗死时出现低血压、无肺部啰音、伴颈静脉充盈或 Kussmaul 征（吸气时颈静脉充盈）是右室梗死的典型三联征。但临床上常因血容量减低而缺乏颈静脉充盈体征，主要表现为低血压。维持右心室前负荷为其主要处理原则。下壁心肌梗死合并低血压时应避免使用硝酸酯和利尿剂，需积极扩容治疗，若补液 1～2L 血压仍不回升，应静脉滴注正性肌力药物多巴酚丁胺。

3.并发心律失常的处理

急性心肌梗死由于缺血性心电不稳定可出现室性早搏、室性心动过速、心室颤动或加速性心室自主心律；由于泵衰竭或过度交感兴奋可引起窦性心动过速、房性早搏、心房颤动、心房扑动或室上性心动过速；由于缺血或迷走神经反射可引起缓慢性心律失常（如窦性心动过缓、房室传导阻滞）。

先应加强针对急性心肌梗死、心肌缺血的治疗。溶栓、血管重建术（急诊 PTCA、CABG）、β阻滞剂、主动脉内球囊反搏、纠正电解质紊乱等均可预防或减少心律失常发生。

（1）AMI 并发室上性快速心律失常的治疗：①房性早搏：与交感兴奋或心功能不全有关，本身不需特殊治疗。②阵发性室上性心动过速：伴快速心室率，必须积极处理，维拉帕米、硫氮卓酮或美托洛尔静脉用药；合并心力衰竭、低血压者可用直流电复律或心房起搏治疗。洋地黄制剂有效，但起效时间较慢。③心房扑动：少见且多为暂时性。④心房颤动：常见且与预后有关，治疗如下：血流动力学不稳定的患者，如出现血压降低、脑供血不足、心绞痛或心力衰竭者需迅速做同步电复律；血流动力学稳定的患者，以减慢心室率为首要治疗。无心功能不全、支气管痉挛或房室传导阻滞者，可静脉使用β阻滞剂如美托洛尔 2.5～5mg 在 5 分钟内静脉注入，必要时可重复，15 分钟内总量不超过 15mg。同时监测心率、血压及心电图，如收缩压＜100mm Hg 或心率＜60 次/分，终止治疗。也可使用洋地黄制剂，如西地兰静脉注入，其起效时间较β阻滞剂静脉注射慢。心功能不全者应首选洋地黄制剂。无心功能不全者，也可静脉使用维拉帕米或硫氮卓酮。维拉帕米 5～10mg（0.075～0.75mg/kg）缓慢静脉注射，必要时可重复；硫氮卓酮静脉缓慢注入，然后静脉滴注，用法见前述。以上药物静脉注射时必须同时观察血压及心率；胺碘酮对中止心房颤动、减慢心室率及复律后维持窦性心律均有价值，可静脉用药并随后口服治疗。

（2）AMI 并发室性快速心律失常的治疗：在有良好监护条件的病房不主张常规用利多卡因预防性治疗。①心室颤动、持续性多形室性心动过速，立即非同步直流电复律，起始电能量 200J，如不成功可给予 300J 重复。②持续性单形室性心动过速伴心绞痛、肺水肿、低血压（<90mm Hg），应予同步直流电复律，电能量同上。③持续性单形室性心动过速不伴上述情况，可首先给予药物治疗。如利多卡因 50mg 静脉注射，需要时每 15～20 分钟可重复，最大负荷剂量 150mg，然后 2～4mg/min 维持静脉滴注，时间不宜超过 24 小时。或胺碘酮 150mg 于 10 分钟内静脉注入，必要时可重复，然后 1mg/min 静脉滴注 6 小时，再 0.5mg/min 维持滴注。④频发室性早搏、成对室性早搏、非持续性室速可严密观察或利多卡因治疗（使用不超过 24 小时）。⑤偶发室性早搏、加速的心室自主心律可严密观察，不做特殊处理。⑥AMI、心肌缺血也可引起短阵多形室性心动过速，酷似尖端扭转型室性心动过速，但 QT 间期正常，可能与缺血引起的多环路折返机制有关，治疗方法同上，如利多卡因、胺碘酮等。

（3）缓慢性心律失常的治疗：①无症状窦性心动过缓，可暂作观察，不予特殊处理。②症状性窦性心动过缓、二度房室传导阻滞、三度房室传导阻滞伴窄 QRS 波逸搏心律，患者常有低血压、头晕、心功能障碍、心动缓慢<50 次/分等，可先用阿托品静脉注射治疗。阿托品剂量以 0.5mg，静脉注射开始，3～5 分钟重复一次，至心率达 60 次/分左右。最大可用至 2mg。③出现下列情况，需行临时起搏治疗：a.三度房室传导阻滞伴宽 QRS 波逸搏、心室停搏；b.症状性窦性心动过缓、窦性停搏（>3s）、二度房室传导阻滞或三度房室传导阻滞伴窄 QRS 波逸搏经阿托品治疗无效；c.双侧束支传导阻滞，包括交替性左、右束支阻滞或右束支传导阻滞伴交替性左前、左后分支阻滞；d.新发生的右束支传导阻滞伴左前或左后分支阻滞和新发生的左束支传导阻滞并发一度房室传导阻滞。

4.机械性并发症

AMI 机械性并发症为心脏破裂，包括左室游离壁破裂、室间隔穿孔、乳头肌和腱索断裂等。常发生在 AMI 发病第一周，多发生在第一次及 Q 波心肌梗死患者。临床表现为突然或进行性血流动力学恶化伴低心排血量、休克和肺水肿。药物治疗死亡率高。

（1）游离壁破裂：左室游离壁破裂引起急性心包填塞时可突然死亡，临床表现为电一机械分离或停搏。亚急性心脏破裂在短时间内破口被血块封住，可发展为亚急性心包填塞或假性室壁瘤。症状和心电图不特异，心脏超声可明确诊断。对亚急性心脏破裂者应争取冠状动脉造影后行手术修补及血管重建术。

（2）室间隔穿孔：病情恶化的同时，在胸骨左缘第 3、第 4 肋间闻及全收缩期杂音，粗糙、响亮，50%伴震颤。二维超声心动图一般可显示室间隔破口，彩色多普勒可见经室间隔破口左向右分流的血流束。室间隔穿孔伴血流动力学失代偿者提倡在血管扩张剂和利尿剂治疗及 IABP 支持下，早期或急诊手术治疗。如室间隔穿孔较小，无充血性心力衰竭，血流动力学稳定，可保守治疗，6 周后择期手术。

（3）急性二尖瓣关闭不全：乳头肌功能不全或断裂引起急性二尖瓣关闭不全时在心尖部出现全收缩杂音，但在心排血量降低时，杂音不一定可靠。二尖瓣反流还可能由于乳头肌功能不全或左室扩大所致相对性二尖瓣关闭不全所引起。超声心动图和彩色多普勒是明确诊断并确定二尖瓣反流机制及程度的最佳方法。急性乳头肌断裂时突然发生左心衰竭和（或）低血压，主张血管扩张剂、利尿剂及 IABP 治疗，在血流动力学稳定的情况下进行急诊手术。因左室扩大或乳头肌功能不全引起的二尖瓣反流，应积极药物治疗心力衰竭，改善心肌缺血并主张行血管重建术以改善功能和二尖瓣反流。

第二章 肝胆外科疾病

第一节 肝脏移植

一、移植的基本概念

将一个个体的细胞、组织或器官用手术或其他方法，移植到自体或另一个体的某一部位，统称为移植术。移植的细胞、组织或器官称为移植物，提供移植物的个体称为供体，接受移植物的个体称为受体。

按供体和受体是否来源同一个体，分为自体移植和异体移植。

按供体和受体的遗传学关系，如两者的基因完全相同，称为同质移植或同基因移植，移植后不会发生排斥反应，如同卵双生间的异体移植，自体移植也属于这一类；如种相同，但基因不同；如人与人之间的移植，称为同种异体移植，移植后会发生排斥反应；不同种之间的移植，称异种移植，移植后会引起强烈的排斥反应，如人与狒狒之间的移植。

移植物植入受体原来的解剖部位，称为原位移植，如心脏移植、断肢再植术；移植物植入受体与原来不同的解剖部位，则称为异位移植，如肾移植术、胰腺移植术。

按移植物是否保持活力，对保持活力、移植后能恢复其原有功能者，称活体移植；移植物已失去活力或经过人工处理灭活，如冻干血管、骨库存骨等的移植，目的是以其提供的机械结构，保留其外形，或使来自受体的同类细胞得以生长存活，移植后不会出现排斥反应，称为结构移植，又称支架移植。

细胞移植是指移植大量游离的某种具有活力的细胞，采用输注到受体的血管、体腔或组织器官内的方法。其主要适应证是补充受体体内该种细胞数量或改善其功能，例如输注全血或浓缩红细胞，以治疗失血或贫血。细胞移植实际上开展较早，例如输全血。如今，临床应用日益广泛而受人瞩目的则是骨髓与造血干细胞移植治疗遗传性联合免疫缺陷病、重症地中海贫血等遗传性疾病、重症再生障碍性贫血以及包括各种白血病的血液系统恶性肿瘤等；此外，还有如胰岛移植治疗胰岛素依赖型糖尿病等。

二、肝脏移植

（一）供体的选择

供移植用的肝脏可来自活体或尸体。活体主要是指有血缘关系的亲属，仅用作为部分肝移植的供体；尸体供肝要求肝热缺血时间不超过 30 分钟，最好是有心跳的"脑死亡"尸体。无论是活体还是尸体供肝，最好能通过一系列检查和化验证实供体主要器官，如心、脑、肝、肾功能正常。肝脏供体的选择应按如下标准：①年龄范围为新生儿至 50 岁。②血型与受体相同。③供肝大小与受体病肝接近或稍小。④临终前血流动力学稳定，动脉血氧分压≥80mmHg。⑤肝功能正常。⑥凝血功能正常。⑦无肝脏外伤。⑧非恶性肿瘤。⑨无感染病灶。⑩无明显高血压和动脉硬化。⑪HBs-Ag 阴性。

（二）受体选择的一般标准

一切肝病经内外科治疗均不能治愈且预计在短期内无法避免死亡者均适合做肝移植，但患者必须能够耐受手术的巨大创伤。总体来说，受体必须满足以下条件：①患有不可逆的、进行性、致死性肝脏疾患。②除肝移植外目前无有效的治疗方法。③能够耐受肝移植手术。④患者本人及家属对肝移植有充分地理解和同意。

（三）肝移植的适应证

随着外科技术的发展和临床经验的积累，原位肝移植的适应证不断增多，目前已用于治疗 60 多种肝脏疾病，概括起来可分为以下四类。

1.肝实质疾病

肝实质疾病包括肝炎后肝硬化、酒精性肝硬化、急性肝功能衰竭、慢性活动性肝炎、先天性肝纤维性疾病、囊性纤维性肝病、多发性肝囊肿、新生儿肝炎、布—加综合征和严重的、难复性肝脏外伤等。

2.先天性代谢障碍性疾病

先天性代谢障碍性疾病包括铜蓄积症、血红蛋白沉积症、家族性非溶血性黄疸、糖原累积综合征、肝豆状核变性、血友病甲、血友病乙等。

3.胆汁淤滞性疾病

胆汁淤滞性疾病包括原发性胆汁性肝硬化、硬化性胆管炎、继发性胆汁性肝硬化、家族性胆汁淤滞病、肝内胆管闭锁等。

4.肝脏肿瘤

肝脏良性肿瘤如多发性肝腺瘤病、巨大肝血管瘤等，若超过肝三叶切除范围则为原位肝移植的适应证；原发性肝脏恶性肿瘤，如肝细胞癌、胆管细胞癌、肝血管内皮肉瘤、黑色素瘤等病变范围广泛或合并肝硬化，病变尚未侵犯肝外组织者。胆管细胞癌移植术后预后差；转移性肝癌是否适宜行肝移植术争议较大，多数移植中心认为预后差。

（四）肝移植的禁忌证

1.绝对禁忌证

绝对禁忌证包括：①持续性低氧血症，$PaO_2 < 60mmHg$。②肝胆管以外的全身性感染。③肝胆管以外的恶性肿瘤。④严重的酒精中毒者（未戒酒者）。⑤脑、心、肾等重要生命器官功能衰竭者。⑥HBs-Ag 和 HBe-Ag 均为阳性的肝硬化患者。⑦对肝移植无充分理解者（小儿除外）。

2.相对禁忌证

相对禁忌证包括：①门静脉血栓或栓塞者。②肝胆管感染所致的败血症。③HBs-Ag 阳性的肝硬化患者。④重度酒精中毒者（戒酒不够半年者）。⑤上腹部（特别是右上腹部）有手术史者。⑥有腹主动脉瘤的患者。⑦年龄 60 岁以上者。⑧患有胆管细胞型肝癌者。⑨既往有精神病史者。

（五）受体的术前准备

1.详细询问病史

询问病史时要特别注意有无出血倾向、手术史、输血史、肝病病史。

2.体格检查

体格检查要注意全身有无感染病灶，有无黄疸、腹水征、门脉高压体征。

3.化验

（1）血液学：血型、HLA 配型（包括供体）、Rh 因子、血常规、出凝血时间、凝血机制、凝血因子（Ⅰ～ⅩⅠ）。

（2）生化：肝肾功能、电解质、血糖、血氨、乙肝五项、抗 HIV、血气分析。

（3）免疫机制：淋巴细胞毒性试验，淋巴细胞混合培养试验。

（4）其他：尿、便常规，肺功能等。

4.影像学检查

（1）心电图、超声心动图检查。

（2）胸部 X 线检查。

（3）腹部超声、CT 检查，注意胆总管直径、有无腹水。

（4）腹部血管彩超检查，注意肝动静脉、门静脉、下腔静脉直径、有无解剖变异，必要时作选择性动脉造影检查。

5.其他必要检查

（1）肝脏肿瘤患者，需行头、胸部 CT、核素骨扫描检查。

（2）怀疑感染时，作细菌培养及药敏试验（血液、尿、腹水、痰、脑脊液等）。

（3）怀疑 Wilson 病时，眼科会诊。

（4）怀疑内科疾患时，内科会诊并作相应处理。

（六）手术方式

肝移植的标准术式是原位肝移植，即将移植肝与受体的肝上及肝下下腔静脉、门静脉、肝动脉和胆总管分别作端端吻合。背驮式肝移植是保留受体下腔静脉的原位肝移植，与标准式原位移植不同，其优点是当供肝的肝上下腔静脉吻合完成之后，即可一直维持下腔静脉的回心血流，术中可不必用静脉转流系统。为了充分利用和开拓供肝渠道，还创建了许多新术式。减体积肝移植，是把成人的肝减体积后（如仅用肝左外叶即Ⅱ、Ⅲ段）植入儿童体内。劈离式肝移植，是把一个尸体供肝分成两半，同时分别移植给两个不同的受体。活体亲属供肝移植多为父（或母）的供肝，主要是左外叶移植，对供者危害性不大，效果与一般肝移植相似。急性重症肝炎肝衰竭还可采用异位和辅助肝移植，其优点是如果受体的肝功能恢复，可以不必长期用免疫抑制药物，让植入的肝自行萎缩或将其切除。

第二节 肝脏外伤

一、诊断

（一）病因

肝区直接暴力伤、战时火器伤、平时的刺伤、胸部穿透伤贯通横膈引起的肝损伤、交通事故伤等。

（二）临床表现

1.肝包膜下出血和（或）肝实质挫裂伤

肝区疼痛、肝大，腹膜刺激征不明显，疼痛程度渐减轻，生命体征渐平稳，有时张力很大的肝包膜下血肿，会出现迟发性急性腹痛和内出血（伤后数小时，数天甚至更长时间）。

2.真性破裂

以内出血为主，可有胆汁性腹膜炎表现，右上腹疼痛，可向右胸及右肩放射，腹膜炎由右上腹开始渐累及全腹。表浅裂伤出血易自行停止，病情趋于平稳；深在肝破裂，病情加重，逐渐发展为失血性休克；伴有大血管撕裂者致严重出血和胆汁性腹膜炎，早期就出现休克。

3.腹部检查

腹部平坦或高度膨隆，腹式呼吸减弱或消失，右上腹有局限性压痛或全腹压痛，反跳痛，肌紧张。移动性浊音阳性或阴性，肠鸣音减弱或消失。血液经胆管进入十二指肠时，可出现呕血或黑便。

（三）实验室检查

血常规白细胞增多，动态测定红细胞、血红蛋白和血细胞比容逐渐下降。早期或表浅裂伤无明显变化。

（四）辅助检查

1.腹腔穿刺抽出不凝血

腹腔灌洗肉眼血性液（25mL 血可染红 1000mL 灌洗液），红细胞计数超过 10×10^9/L。

2.腹部 B 超

B 超示肝包膜下血肿形成或腹腔游离液体。

3.X 线检查

X 线示右膈升高，肝正常外形消失及右胸肋骨骨折。局限于肝裸区的实质破裂引起腹膜后血肿形成，腰大肌影消失。肝损伤诊断明确，伴有休克者，应抓紧时间处理，不必再行 X 线检查。

4.CT 检查

CT 检查能更准确揭示肝脏形态、大小、肝实质内出血。

二、鉴别诊断

肝损伤应鉴别肝内多发损伤。有严重内出血，休克患者应除外脾损伤和胃和十二指肠损伤。合并肝外胆管损伤、胃和十二指肠损伤可有严重腹膜炎。

三、治疗原则

（一）保守治疗

保守治疗包括卧床休息、控制饮食、止痛、应用抗生素等，借助 B 超、CT 对局部伤情进行动态观察。

钝性肝脏损伤或表浅裂伤可试行保守治疗，其指征如下：①血流动力学稳定。②腹部体征轻。③神志清楚。④CT 示创伤小。⑤不伴有其他脏器损伤。⑥输血少于 2 单位。⑦CT 示创伤随时间延长而改善或不加重。

（二）手术治疗

肝脏火器伤和累及空腔脏器的非火器伤都应手术治疗，清创，去除坏死组织。常用方法有：①缝合，同时用明胶海绵和止血药物填塞或喷涂，适于单纯肝损伤无肝坏死者。②肝动脉结扎，适于深在而复杂的肝裂伤经缝扎创面血管仍不能控制出血时。③肝切除术，适于肝脏组织严重碎裂、伤及肝内主要血管和（或）胆管、创伤造成大片失活组织、无法控制的出血。④碘仿纱布压迫填塞。⑤术后引流，应用广谱强效抗生素，支持治疗，保肝治疗。

第三节　肝脓肿

一、细菌性肝脓肿

（一）诊断

1.症状

寒战和高热，体温在 $38\sim40℃$，呈弛张热，寒热往来伴大量出汗，脉率增快，反复发作。肝区疼痛，早期为持续钝痛，后期常为剧痛。随呼吸加重者常提示肝膈顶部脓肿。疼痛有时可向右肩放射，左肝脓肿也可向左肩放射。伴有乏力、食欲缺乏、恶心和呕吐。少数患者出现腹泻、腹胀或难以忍受的呃逆等症状。

2.体征

肝脏肿大和压痛。肝区或右肋下有明显叩击痛和压痛，相应部位呈水肿、饱满并有触压痛。重症患者出现腹水。并发胆管梗阻或重度肝损伤时，可能会出现黄疸。

3.实验室检查

血常规化验白细胞及中性粒细胞增高，中性粒细胞在 90%以上，并可能出现核左移或中毒颗粒。谷丙转氨酶、碱性磷酸酶升高，也可伴有总胆红素升高、血清蛋白降低等肝功异常。血培养中若有细菌生长，说明肝脓肿患者已有败血症存在。肝脓肿穿刺脓液培养，常可培养出致病菌，必要时行脓液厌氧菌培养，提高阳性率。

4.辅助检查

B 超检查是诊断肝脓肿最简便而准确的方法，应首选。在脓肿形成前表现为大片边界不清的低回声区，可与肝癌相鉴别。脓肿形成后，该区表现为液性暗区。CT 是诊断肝脓肿最敏感和特异性较高的方法。CT 图像表现为密度减低区。

（二）鉴别诊断

1.阿米巴性肝脓肿

阿米巴性肝脓肿有阿米巴肠炎和脓血便病史，肝脓肿病程长，贫血明显，但全身情况良好，肝脏肿大及压痛明显，粪便中可阿米巴原虫或滋养体，肝脓肿穿刺液为"巧克力"样，其中可找到阿米巴滋养体。

2.胆囊炎、胆石症

胆囊炎、胆石症可有右上绞痛反复发作，疼痛放射到右肩背，右上腹肌紧张，胆囊区有压痛或可触及肿大的胆囊，X线检查无膈肌抬高及运动受限，B超检查肝脏无任何病变，胆囊肿大，壁厚毛糙，内有结石。

3.肝囊肿合并感染

先天性肝囊肿及肝包虫囊肿在未感染前多已明确诊断，对原先不知有肝囊肿存在，后因感染就诊，需详细询问病史和仔细检查加以鉴别。

4.膈下脓肿

膈下脓肿有腹膜炎或上腹部手术后感染，全身中毒症状轻，主要表现胸痛，呼吸时加重，X线检查膈肌抬高，由于运动受限，出现液气面，B超膈下有液性暗区，CT有助于鉴别，当肝脓肿穿破合并感染时，鉴别则较困难。

5.原发性肝癌

原发性肝癌多有病毒性肝炎及肝硬化病史，结合B超、CT、肝动脉造影及AFP等不难鉴别，必要时可穿刺活检。

（三）治疗原则

细菌性肝脓肿的治疗包括非手术治疗和手术治疗。非手术治疗原则是在治疗原发病的同时，采用大剂量有效抗生素和全身支持疗法，控制炎症促使脓肿吸收自愈。下列情况应考虑手术治疗：①脓肿较大经非手术治疗后，全身中毒症状仍较严重或出现并发症。②脓肿穿透胸腔，穿入腹腔引起腹膜炎或穿入胆管。③脓肿壁厚非手术治疗后无效。④脓肿局限一个肝叶也可考虑手术治疗。

二、阿米巴性肝脓肿

（一）诊断

1.病史

有阿米巴痢疾病史或于阿米巴痢疾发病中。

2.症状

持续发热，体温在 38～39℃，常以呈弛张热或间歇热居多，多伴有乏力、食欲缺乏、腹胀、恶心和呕吐、消瘦和贫血等。肝区持续疼痛、胀痛，偶有刺痛或剧烈疼痛，可随呼吸、咳嗽或体位变动而加剧。脓肿位于膈顶部时，疼痛可放射至右肩部或右腰背等处。

3.体征

肝脏肿大呈弥漫性，病变部位有明显的局限性压痛及叩击痛，右肋缘下可扪及肿大的肝脏，触痛明显，多伴腹肌紧张。

4.实验室检查

血常规化验白细胞及中性粒细胞增高。少数患者新鲜粪便中可找到阿米巴原虫。血清补体结合试验对阿米巴病的诊断有较大价值，阿米巴性肝脓肿的阳性率可达 92%～98%。血清学间接血凝法、微量免疫电泳、间接免疫荧光试验及酶标免疫吸附测定也有一定诊断价值。

5.辅助检查

B 超诊断准确率可达 90%以上，显示肝内液性暗区，并了解肝脓肿大小、范围、数目，有助于引导穿刺定性诊断和治疗。X 线显示右侧膈肌抬高、运动受限、局部隆起及肝区有特征性的不规则透光影—气影。CT 图像肝脓肿呈不均或均匀低密度区。放射性核素扫描呈放射性缺损区。诊断性肝穿刺可抽得巧克力色、无色、无臭、黏稠的脓液，离心沉淀物内可找出阿米巴滋养体。

6.诊断性治疗

经上述方法仍难以确诊时，可试用抗阿米巴药甲硝唑治疗，若症状改善，肝体缩小，即可确诊。

（二）鉴别诊断

1.原发性肝癌

原发性肝癌多有病毒性肝炎及肝硬化病史，结合 B 超、CT、肝动脉造影及 AFP 等不难鉴别，必要时可穿刺活检。

2.细菌性肝脓肿

细菌性肝脓肿常有胆管感染、败血症腹腔器官感染病史，起病急骤，全身中毒症状深，易中毒休克，肝大不明显，多无局部隆起，脓肿小，多发性，肝穿刺液无阿米巴滋养体，细菌培养多为阳性，血清阿米巴间接血凝试验等阳性，粪便无阿米巴包囊或滋养体，抗生素治疗有效。

3.膈下脓肿

膈下脓肿有腹膜炎或上腹部手术后感，全身中毒症状轻，主要表现为胸痛，呼吸时加重，X 线检查膈肌抬高，由于运动受限，出现液气面，B 超膈下有液性暗区，CT 有助于鉴别，当肝脓肿穿破合并感染时，鉴别则较困难。

（三）治疗原则

阿米巴性肝脓肿治疗首先是抗阿米巴药物治疗，多种抗阿米巴药物交替使用可提高疗效。经药物治疗症状无明显改善者，或脓腔大，或合并细菌感染病情严重者，应在抗阿米巴药物治疗同时，进行穿刺抽脓及引流。下列情况应考虑手术引流：①经抗阿米巴药物治疗及穿刺排脓后症状无改善者。②脓肿伴继发细菌感染，经综合治疗不能奏效者。③脓肿深在或由于位置不好不宜穿刺排脓者。④脓肿穿入胸腔或腹腔并发脓胸或腹膜炎者。⑤肝左外叶脓肿经抗阿米巴药物治疗不见效，穿刺有可能损伤腹腔脏器者。

第四节　肝棘球蚴病

一、诊断

（一）病史

有牧区居住史或与犬、羊等动物频繁接触史。

（二）症状

早期临床表现不明显，常于 B 超检查被偶然发现，或偶有上腹部肿块就诊。囊肿发展一定阶段，上腹部可出现胀满感、肝区隐痛，或囊肿压迫邻近器官而引起相应症状。压迫胆管可引起阻塞性黄疸；压迫门静脉引可起脾肿大和腹水等。

（三）体征

常可见右肋缘略隆起或上腹部局限性隆起。扪诊为圆形肿块，表面光滑，边界清楚，有一定韧性或弹性，多无压痛。有时可触及波动感或震颤。

（四）实验室检查

血常规化验嗜酸性粒细胞升高。包虫皮内试验阳性率可达 90%，补体结合试验阳性率可达 70%～90%。

（五）辅助检查

囊肿位于肝膈顶部 X 线透视可见膈肌抬高，活动度减弱。X 线平片可显示右上腹密度均匀边缘整齐阴影，可伴有钙化。B 超表现单个或多个圆形或椭圆形液性暗区，边界清晰。囊壁常在 3mm 以上，部分囊壁钙化表现为强回声，囊内可有多数点状强回声漂浮，随体位改变而移位，系子囊或棘球砂所致。CT 常表现大小不一，单发或多发，边缘光滑的圆形、椭圆形或分叶状低密度灶。囊壁较厚，有时可见弧形或环状钙化影。囊内具有子囊，多个子囊使病灶呈多房性。MR 在 T_1 加权图像上，包虫囊肿壁呈连续光滑、壁厚均一的低信号环状边缘；在 T_2 加权图像上更清晰。囊内容物在 T_1 加权图像上呈低信号，在 T_2 加权图像上呈高信号，在质子密度像呈低信号或等信号。放射性核素显像肝包虫囊肿表现为边缘非常清晰的放射性缺损区。

二、鉴别诊断

（一）肝囊肿

肝囊肿患者一般无牧区生活史，实验室检查无特殊发现。囊肿壁较薄，在 B 超、CT 及 MR 上显示不清。

（二）肝脓肿

肝脓肿患者一般无牧区生活史，包虫皮内试验及补体结合试验阴性。

（三）原发性肝癌

除流行病学外，肝棘球蚴病患者多无肝炎病史，AFP 阴性，而包虫皮内试验阳性，B 超、CT 及 MR 典型表现可鉴别。

（四）肝海绵状血管瘤

肝海绵状血管瘤在 CT 增强扫描上表现造影剂肿瘤充填，在 MRT2 加权图像呈均匀一致的高信号，核素肝血池扫描可见病灶呈过度充填。

三、治疗原则

肝棘球蚴病目前尚无达到治愈的药物，仍以手术治疗为主。手术原则应争取包括外囊在内的整个囊肿切除，对不能手术切除者应彻底清除内囊，防止囊液外溢，消除或缩小外囊残腔，预防术后并发症和复发。

第五节　肝肿瘤

一、原发性肝癌

（一）诊断

1.症状

早期缺乏典型症状，当典型症状出现后，诊断并不困难但病情常已较晚。原发性肝癌常见的临床表现有肝区疼痛、腹胀、食欲缺乏、消瘦、进行性肝大或上腹肿块；部分患者有低热、黄疸、腹泻、消化道出血；肝癌破裂后出现急腹症症状；肝癌转移至肺、骨、脑等，产生相应症状；少数患者可有癌旁综合征：低血糖、红细胞增多症、高血钙和高胆固醇血症等。

2.体检

中晚期可出现体征有肝大、黄疸、腹水。肝外转移时可出现各转移部位相应的体征。

3.实验室检查

血清甲胎球蛋白（AFP）检测阳性率67.9%～80%，α-L-岩藻糖苷酶（AFU）阳性率为81.2%。肝功能检查对了解肝功能损害程度有帮助。血清酶学检查只作为肝癌诊断的辅助方法，无早期诊断价值，如ALT、ALP、GGT。

4.辅助检查

（1）超声检查：诊断符合率达84.1%，分辨低限为2cm。可显示肿瘤大小、形态、部位及有无肝静脉、门静脉癌栓。

（2）CT检查：诊断符合率＞90%，可检出1cm左右的早期肝癌。MRI、ECT检查对于血管瘤鉴别优于CT，肝血管造影可提高小肝癌的诊断率。

（二）鉴别诊断

1.继发性肝癌

继发性肝癌一般AFP阴性，多无肝炎病史和肝硬化表现，多有原发病灶和相应症状。

2.肝硬化

肝硬化AFP为阴性或低浓度阳性，B超、CT或ECT、肝动脉造影有助于鉴别，但有时鉴别困难，密切观察AFP动态变化和与肝功能的关系可能有帮助。

3.肝脓肿

慢性肝脓肿有时鉴别困难，但肝脓肿多有阿米巴或细菌感染史及相应临床表现。B超检查为液性暗区。肝穿刺吸脓常能最后确诊。

4.肝棘球蚴病

肝棘球蚴病有与牛、羊、犬等接触史，全身情况好，常不伴肝硬化，Casoni 试验和补体结合试验常为阳性，B 超检查为液性暗区，AFP 阴性。

5.肝脏良性肿瘤

肝脏良性肿瘤病情发展慢，患者全身情况好，多不伴肝硬化，AFP 阴性。B 超、CT、ECT 及肝动脉造影常可鉴别，常见的肝脏良性肿瘤有肝海绵状血管瘤、肝动脉瘤、肝局灶性结节性增生。

6.邻近肝区的肝外肿瘤

来自右肾、右肾上腺、胰腺、胃、胆囊等器官的肿瘤可在上腹部出现肿块，常需 AFP 检测、B 超检查、CT 或静脉肾盂造影，胃肠钡餐，选择性腹腔动脉造影等检查。必要时剖腹探查，才能明确诊断。

（三）治疗原则

积极手术切除治疗是改善肝癌患者预后的最主要因素。对不能手术切除的大肝癌、多发肝癌，进行多模式的综合治疗和二期切除，对复发癌进行再切除等积极治疗可提高肝癌生存率。

1.手术切除

手术切除是目前治疗肝癌最有效的方法。适应证为：①全身情况良好，无心、肺、肾等功能严重损害。②肝功能正常或处于代偿期。③无明显黄疸，腹水、下肢水肿或远处转移。④病变局限于半肝以内或累及相邻肝叶，未侵及肝门及下腔静脉，手术方式包括局部切除、肝段切除、肝叶切除、半肝切除、左三叶和右三叶切除等，采取何种术式，应根据肿瘤大小、部位、肝硬化程度及患者全身情况决定。⑤不能切除的肝癌综合治疗后肿物缩小，或术后复发小而局限，也可行手术切除治疗。

2.其他外科治疗

不能手术切除的肝癌的外科治疗：①肝动脉结扎加插管化疗，不能切除的大肝癌可插入一导管至肝固有动脉或肝左、右动脉，通常可合并结扎相应的肝动脉分支，术中或术后经导管灌注化疗药物及栓塞剂，使肿瘤坏死、缩小。争取获得二期手术切除。②局部治疗，可根据情况采取液氮冷冻治疗、微波治疗、无水乙醇注射治疗、放射性粒子置入、射频等治疗。③肝移植，主要适用于合并严重肝硬化的小肝癌，对晚期肝癌也有一定疗效。

除上述治疗方法外，还可选用免疫治疗、导向治疗，全身化疗，中医中药治疗和对症治疗。癌破裂内出血时，需紧急抢救处理，包括输血、应用止血药物、抗休克等。急诊 CT 证实为局限性病灶时，可考虑行急诊剖腹探查并行肝癌切除，不能切除者可试用肝动脉结扎，栓塞或填塞止血等急救措施。

二、继发性肝癌

（一）诊断

1.症状

常有原发癌（结直肠癌、胰腺癌、胃癌、卵巢癌、子宫癌等）的症状，而肝脏的症状轻微或不明显。少数可仅有转移性肝癌的症状，如肝大、肝区疼痛、黄疸等，而原发癌灶十分隐匿，不易被查出。

2.体检

上腹部可扪及到肿大的肝脏或质硬有触痛的结节，晚期可出现贫血、黄疸和腹水。

3.实验室检查

CEA 常升高，除睾丸、卵巢的胚胎性肿瘤或个别胃癌等肝转移外，AFP 多阴性。HBV 和 HCV 也常阴性。

4.辅助检查

CT 等影像学检查示肝内散在多发病灶，超声显像"牛眼征"，肝动脉造影示血管较少。

（二）鉴别诊断

需与原发性肝癌相鉴别，原发性肝癌多有乙肝或丙肝病史，AFP 大多增高而 CEA 多正常。

（三）治疗原则

继发性肝癌仅累及一叶肝脏或病灶局限者，若其原发灶可以或已经被切除，可将受累部分肝脏切除。当病灶不能被切除时，可行肝动脉结扎，肝动脉插管化疗，皮下埋藏式注药器肝动脉或门静脉持续灌注化疗，经皮穿刺肝动脉化疗或栓塞治疗、全身化疗、体内放射性微球放疗、体外放疗、免疫治疗、射频治疗、微波治疗。肿瘤较小，又不宜手术者可行 B 超或 CT 引导下无水乙醇注射治疗。当肝癌转移广泛，原发癌已属晚期，可用中西医结合姑息对症治疗。

三、肝良性肿瘤

（一）海绵状血管瘤

1.诊断

（1）症状：多见于女性，病程较长，肿瘤增长缓慢。肿瘤小时可毫无症状，当肿瘤逐渐增大后，出现邻近器官压迫症状，如上腹不适、腹胀、腹痛、食欲减退、恶心、嗳气等，最危险的并发症是肿瘤破裂引起大出血，常可导致死亡。

（2）体检：可发现肝脏肿大或上腹包块。包块与肝相连，表面光滑，质地中等或柔软，可显分叶状，有囊性感和不同程度的压缩感。多无压痛或仅有轻度压痛，有时可闻及肝区血管杂音。

（3）实验室检查：HBV 和 HCV 常阴性，肝功能多正常，部分患者可有贫血，白细胞和血小板计数减少，AFP 阴性。

（4）辅助检查：B 超检查在肿瘤处可出现小而散在的液性暗区，肿瘤边界清晰，无声晕，增强 CT 扫描病灶由周边开始逐渐被造影剂填充，且伴有造影剂延迟排空。肝动脉造影可见造影剂聚集于肿瘤内，清除缓慢。放射性核素肝血池扫描明确填充。

2.鉴别诊断

需与原发性肝癌相鉴别。原发性肝癌男性多见，病程较短，对全身影响大，多有肝炎病史，多合并肝硬化。肿块质硬，压痛，无压缩感。AFP 多增高，血清酶可升高，肝血池扫描病变区放射性减低，CT 增强后病变区更明显。

3.治疗原则

有症状的血管瘤、血管瘤较大并处于易受外伤的部位或不能除外肝癌者应行血管瘤摘除术或肝部分切除术。直径<15cm者，也可采用血管瘤捆扎术。对于多发性血管瘤或病变广泛者，可做肝动脉结扎或加肝动脉栓塞术。不宜手术的肿瘤，也可试行放射、冷冻治疗或注射硬化剂治疗。

（二）肝腺瘤

1.诊断

（1）症状：多见于女性，常有口服避孕药史。早期常无症状，当肿瘤增大，压迫邻近器官，可出现上腹胀满或隐痛。如瘤内出血，可出现右上腹痛、贫血、黄疸或畏寒、发热。如腺瘤破裂出血，可出现急腹症，重者休克。

（2）体检：有症状者常可扪及肝脏肿块，表面光滑，质地较硬，多无压痛，若为囊腺瘤则触及有囊性感。

（3）实验室检查：HBV和HCV常为阴性，肝功能和AFP检查通常正常。

（4）辅助检查：B超、CT、MRI和选择性肝动脉造影有助于判断肿瘤及内容物，但无助于与肝癌鉴别。

2.鉴别诊断

需与原发性肝癌相鉴别。原发性肝癌男性多见，病程短，对全身影响大，多有肝炎病史，AFP增高，血清酶可升高。两者术前确诊困难，肝腺瘤经穿刺活检会引起腹腔内出血危险，宜慎重。

3.治疗原则

停止口服避孕药。手术切除治疗，可行局部、肝叶或半肝切除。位于肝浅表面孤立性腺瘤，尤其近第一、第二肝门者，不能将肿瘤完整切除时，可做包膜内肿瘤摘除术，近期疗效满意。对于无法切除者也可做肝动脉结扎或肝动脉栓塞术。腺瘤较小的青壮年育龄女性，停避孕药后肿物继续增大，应争取手术治疗。

第六节 门静脉高压症

一、解剖概要

门静脉主干是由肠系膜上静脉和脾静脉汇合而成，后者又收集肠系膜下静脉的血液。脾静脉的血流约占门静脉血流的 30%。门静脉系与腔静脉系之间还存在有四个交通支，最主要的是胃底、食管下段交通支，其他还有直肠下端、肛管交通支、前腹壁交通支和腹膜后交通支。这些交通支在正常情况下都很细小，血流量都很少，但在门静脉高压症时可以病理性增粗从而破裂出血。

二、病理生理

门静脉高压症形成后，可以发生下列病理变化。

（一）脾大、脾功能亢进

门静脉血流受阻时，首先出现脾充血肿大。长期的脾窦充血，发生脾内纤维组织增生，引起脾破坏血细胞的功能增加。因此，形成充血性脾肿大和脾功能亢进。

（二）交通支扩张

由于正常的肝内门静脉通路受阻，门静脉又无静脉瓣，门腔的四个交通支因而显著扩张。临床上，特别重要的是胃底、食管下段交通支。它离门静脉主干最近，离腔静脉主干较近，压力差最大，因而经受门静脉高压的影响也最早、最显著。这些位于食管下段和胃底的静脉发生曲张后，可使覆盖的黏膜变薄，变薄的黏膜易为粗糙食物或胃酸反流腐蚀所损伤。特别在恶心、呕吐、咳嗽、负重等使腹腔内压突然升高时，门静脉压力也随之突然升高的情况下，就可以导致曲张静脉的破裂，引起急性大量出血。其他交通支也可以发生扩张，如直肠上、下静脉丛扩张可以引起继发性痔；脐旁静脉与腹上、下深静脉交通支扩张，可以引起前腹壁静脉曲张；腹膜后的小静脉也明显扩张、充血。

（三）腹水

门静脉压力升高，使门静脉系毛细血管床的滤过压增加，这对腹水形成有一定影响。同时促使肝内淋巴液的容量增加，回流不畅，以致大量淋巴液自肝表面漏入腹腔而引起腹水。但造成腹水的主要原因还是肝硬化后肝功能减退，以致血浆清蛋白的合成受到障碍，含量减低，引起血浆胶体渗透压降低。

三、分类

根据门静脉血流受阻的部位，可分为肝内、肝前和肝后三型。在我国 80% 以上的门静脉高压症是由肝炎后肝硬化引起的肝内型。过去在血吸虫病流行地区，由于血吸虫病性肝硬化引起的门静脉高压症也很常见。此外，由于门静脉、脾静脉或肠系膜上静脉血栓形成引起的肝外型门静脉高压症现也比较多见。

四、临床表现

门静脉高压症多见于中年男性，病情发展缓慢。症状因病因不同而有所差异，但主要是脾大、脾功能亢进、消化道出血和腹水。

（一）脾大、脾功能亢进

正常情况下脾是摸不到的。脾大后，则可在左肋缘下摸到，其程度不一，大者可达脐下。巨型脾大在血吸虫病性肝硬化时尤为多见。早期，肿大的脾质软、活动；晚期，由于脾内纤维组织增生而变硬，脾周围粘连而活动度减少。脾大均伴发程度不同的脾功能亢进，表现为白细胞计数降至 $3 \times 10^9/L$ 以下，血小板计数减少至 $70 \times 10^9/L$ 以下，还逐渐出现贫血。

（二）呕血（或黑便）

曲张的食管、胃底静脉一旦破裂，立刻发生急性大出血，血色鲜红。由于肝功能损害引起凝血功能障碍，又由于脾功能亢进引起血小板数减少，因此出血不易自止。由于大出血引起肝组织严重缺氧，容易导致肝性脑病。根据统计，首次大出血的死亡率可达 25%。在首次大出血后如不给予处理，在出血后的半年至 1 年内，约半数患者可以再次大出血，而且再次出血的死亡率将增加到 50%。此后出血的时间间隔缩短，死亡率逐渐增加。出血一次，肝功能损害加重一次。

（三）腹水

腹水是肝功能损害的表现。大出血后，往往因缺氧而加重肝组织损害，常引起或加剧腹水的形成。有些顽固性腹水甚难消退。腹水患者常伴有腹胀、食欲减退。

此外，部分患者还具有黄疸、前腹壁静脉曲张等体征。

五、诊断

根据病史和三个主要临床表现：脾肿大和脾亢、呕血或黑便、腹水，一般诊断并不困难。下列辅助检查有助于诊断。

（一）血常规

脾功能亢进时，都有血细胞计数减少，以白细胞和血小板的计数改变最为明显。

（二）肝功能检查

肝功能的损害常反映在血浆清蛋白降低而球蛋白增高，清、球蛋白比例可倒置。

（三）胃镜或食管钡餐检查

在食管为钡剂充盈时，曲张的静脉使食管的轮廓呈虫蚀状的改变；排空时，曲张的静脉表现为蚯蚓样或串珠状负影。

（四）B超检查

B超可见肝硬化波型。同时可确定脾肿大和腹水的情况。

（五）门静脉系统彩超

门静脉系统彩超可以了解门静脉系统的血流情况、静脉的直径以及是否有血栓等，对血栓性的门静脉高压症具有重要的诊断价值。

（六）门静脉系统磁共振成像（MRP）

MRP除了了解静脉是否狭窄、血栓，还可以客观的确定血管的位置和粗细，无论是对断流术还是分流术都有重要的指导价值。

（七）血管造影

血管造影主要用来了解门静脉主干、冠状静脉、肠系膜上静脉和脾静脉情况，属于有创检查，且价格较贵，所以现主要采用 MRP。

六、治疗原则

（一）内科治疗

对于有黄疸、有大量腹水、肝功能严重受损的患者发生的大出血，如果进行外科手术，死亡率很高，可高达 60%～70%。对这类患者应尽量采用非手术疗法，重点是输血、注射垂体加压素、生长抑素、强有力的制酸剂以及应用三腔管压迫止血。

1.输血

在严密观察血压、脉搏的同时，立即进行输血。如果收缩压低于 10.7kPa（80mmHg），估计失血量已达 800mL 以上，即应进行快速输血。

2.注射垂体加压素

一般剂量为 20U，溶于 5%葡萄糖溶液 200mL 内，在 20～30 分钟内经静脉滴注，必要时 4 小时后可重复应用。垂体加压素能使内脏小动脉收缩，血流量减少，从而减少内脏的回血量，短暂地降低门静脉压力，使曲张静脉破裂处形成血栓，达到止血作用。但它有加重肝缺氧和加重肝功能损害的缺点，而且对高血压和有冠状血管供血不足的患者也不适用。近年来有人行选择性腹腔动脉插管，再注入垂体加压素，疗效较显。

近年来，应用纤维内镜将硬化剂直接注射到曲张静脉内或采用内镜下套扎法。近期疗效较好，但再出血率高，达 45%。

（二）外科治疗

对没有黄疸、没有明显腹水的患者发生大出血，应争取及时手术，或经短时间准备后即行手术。积极采取手术治疗，不但可以防止再出血，而且是预防发生肝性脑病的有效措施。对肝功能很差，大量出血但内科保守治疗无效的患者，外科治疗往往是挽救患者生命的重要手段。主要手术方法有门体静脉分流术和断流术两大类。

1.门体静脉分流术

门体静脉分流术式有门腔静脉分流术、肠腔静脉分流术、脾腔静脉分流术、脾肾静脉分流术以及冠腔静脉分流术等。通过门静脉向体静脉的血液分流以降低门静脉压力，达到制止食管曲张静脉发生破裂出血的目的。临床实践表明，分流手术控制出血的近期及远期效果满意，控制出血率一般可达 85%～100%。门体分流术存在的主要问题是手术对肝脏的血液循环影响较大，使门静脉向肝血流减少，甚至形成离肝血流。术后不同程度地影响肝脏功能，脑病的发生率较高。此外，有一定比例的患者由于术后分流口血栓形成引起再出血或者是分流口逐渐扩大引起严重的脑病。

针对分流吻合口直径有随时间推移而不断增大的趋势，有人提出了附加限制环（限制环的直径为 10mm）的限制性门腔静脉侧侧分流术。其报道术后再出血率（1.9%）、肝性脑病发生率（5.9%）以及术后 4 年以内生存率（93.7%）均明显优于以往报道。

2.断流术

断流术式有单纯贲门周围血管离断术、食管下端横断术、胃底横断术、食管下段胃底切除术和胃底曲张静脉缝扎术等。近年来，在微创外科技术不断发展和完善的基础上，一些外科医师进行了通过腹腔镜技术行断流术的尝试，也初步获得成功。

断流术主要针对胃脾区的高血流状态，通过截断门—奇静脉间的侧支循环，来达到控制食管胃底曲张静脉破裂出血的目的。从理论上讲，断流术既阻断了门-奇静脉间的反常血流，从而防止曲张静脉破裂出血，又能保持甚至增加门静脉的向肝血流，有利于术后肝功能的保护。有文献报道其手术总死亡率为 1.66%～5.1%，5 年生存率为 71.22%～94.1%，术后复发出血率为 6.2%～13.3%,肝性脑病发生率为 2.25%～4.1%。断流术相对于分流术而言，对肝功能要求不高，且易于被多数医师掌握，所以，在处理急性上消化道出血时多采用断流术。

以往单纯贲门周围血管离断术的不足之处在于该手术对食管下段周围静脉阻断不彻底，以及术后新生侧支循环的建立使食管、胃底的静脉再次曲张，术后再出血率明显高于分流手术。近年来，人们开始采用更为彻底的断流术来治疗门静脉高压症，如食管下端切除再吻合术、胃近端切除术、食管下段+胃底切除术等。文献报告单纯采用贲门周围血管离断术，术后食管静脉曲张的消除率仅为 50%；而同时行食管下段切除再吻合术的曲张静脉消除率为 100%，术后 5～15 年的再出血率为 5.1%～9.8%，明显优于单纯贲门周围血管离断术，也优于门体分流术。这一术式取得满意疗效的原因主要是它不仅离断了食管下段贲门周围的外层血管，而且离断了食管肌层和黏膜表层、黏膜下层曲张的血管。术后被钉合的食管和局部愈合的瘢痕组织也能有效地阻隔血流进入曲张的静脉。

贲门周围血管离断术+食管下端部分切除术（胃底静脉明显曲张者还需要行胃底切除术）不但适合于首诊患者，也适用于已行硬化治疗后再出血的病例和行脾肾或门腔分流术后再出血的病例。其适应证包括：①门脉高压仅伴有食管静脉曲张者。②原已行脾切除，门—腔、肠—腔或脾—肾分流估计再次手术分离食管下段贲门周围无大困难者。③肝功能良好，无其他重要脏器功能衰竭，能耐受一般大手术者。④急诊大出血的患者。

近年来，分流+断流的联合术式正引起人们的浓厚兴趣。常见的术式有：贲门周围血管离断术+脾-肾分流术、门-腔静脉侧侧分流+肝动脉强化灌注术、贲门周围血管离断+肠-腔静脉侧侧分流术、脾次全切除腹膜后移位+断流术等。初步的实验研究和临床观察显示，联合术式是一种较理想的治疗门静脉高压症的手术方法。但由于手术时间长，技术要求高，对肝功能也具有一定的要求，所以需要选择合适的病例，主要用于择期手术患者。

经颈静脉肝内门体静脉分流术（TIPS）是另一种治疗门静脉高压症的技术，属于一种介入治疗。其方法是通过经颈内静脉、肝静脉插管，穿刺肝内门静脉分支，扩张肝实质内通道并以支架支撑，从而形成肝内门体静脉分流。TIPS 损伤轻，对患者打击小，止血效果良好，因此对于那些肝功能（ChildC 级）及一般情况较差、不能耐受复杂手术的患者无疑是一种较理想的控制出血的方法。但 TIPS 的主要问题是较低的术后生存率和较高的导管阻塞率，其 1 年和 2 年生存率仅为 60%～65% 和 51%～56%，1 年内分流通道阻塞率可高达 50%。此外，TIPS 的技术难度较大，要求术者具有一定的介入治疗经验并对肝脏内血管解剖十分熟悉。因此，国外现已多将其作为肝移植前减轻门静脉高压症状的手段。

肝移植手术的出现，无疑给彻底治愈肝硬化门静脉高压症带来了希望。到 1997 年年末，全世界的肝脏移植已超过 6 万例，肝移植的 1 年存活率已达到 85% 以上。在一些发达国家，肝移植已成为治疗晚期肝病的常规手术。

第七节　胆管疾病

一、胆囊结石与胆囊炎

（一）急性结石性胆囊炎

急性胆囊炎是胆囊管梗阻和细菌感染引起的炎症。约95%以上的患者有胆囊结石，称结石性胆囊炎。

1.病因

目前认为急性结石性胆囊炎初期的炎症是由于胆囊结石直接损伤受压部位的黏膜引起，细菌感染是在胆汁淤滞的情况下出现。主要致病原因有：①胆囊管梗阻。②细菌感染。

2.病理

（1）急性单纯性胆囊炎。

（2）化脓性胆囊炎。

（3）坏疽、穿孔性胆囊炎。

3.临床表现

（1）症状：①上腹部疼痛和消化道症状。②感染症状。③患者可出现轻度黄疸。

（2）体征：①右上腹胆囊区域可有压痛。②炎症波及浆膜时可有腹肌紧张及反跳痛。③Murphy 征阳性。

4.治疗

急性结石性胆囊炎最终需采用手术治疗。应争取择期进行手术。手术方法首选腹腔镜胆囊切除术，其他还有传统的开腹手术、胆囊造瘘术。

（1）非手术治疗：也可作为手术前的准备，方法包括禁食、输液、营养支持、补充维生素、纠正水、电解质及酸碱代谢失衡。抗感染可选用对革兰阴性细菌及厌氧菌有效的抗生素和联合用药。需并用解痉止痛、消炎利胆药物。

（2）手术治疗：急性期手术力求安全、简单、有效，对年老体弱、合并多个重要脏器疾病者，选择手术方法应慎重。

（二）慢性胆囊炎

慢性胆囊炎是胆囊持续的、反复发作的炎症过程，超过 90%的患者有胆囊结石。

1.病理

特点是黏膜下和浆膜下的纤维组织增生及单核细胞的浸润，随着炎症反复发作，可使胆囊与周围组织粘连、囊壁增厚并逐渐瘢痕化，最终导致胆囊萎缩，完全失去功能。

2.临床表现

（1）经常是不典型的，多数患者有胆绞痛病史。

（2）患者常在饱餐、进食油腻食物后，出现腹胀、腹痛。

（3）较少出现畏寒、高热和黄疸，可伴有恶心、呕吐。

（4）腹部检查可无体征，或仅有右上腹轻度压痛，Murphy 征或呈阳性。

3.治疗

对伴有结石或确诊为本病的无结石者应行胆囊切除，首选腹腔镜胆囊切除。对无症状者或腹痛可能由其他并存疾病如消化性溃疡、胃炎等引起者，手术治疗应慎重。

二、肝外胆管结石与急性胆管炎

肝外胆管结石分为继发性和原发性结石。形成的诱因有：胆管感染，胆管梗阻包括胆总管扩张形成的相对梗阻，胆管异物包括蛔虫残体、虫卵、华支睾吸虫、缝线线结等。结石主要导致：①急性和慢性胆管炎。②全身感染。③肝损害。④胆源性胰腺炎。

（一）临床表现

平时无症状或仅有上腹不适，当结石造成胆管梗阻时可出现腹痛或黄疸，如继发胆管炎时，可有较典型的 Charcot 三联征，腹痛、寒战高热、黄疸。

体格检查：平日无发作时可无阳性体征，或仅有剑突下和右上腹深压痛。如合并胆管炎时，可有不同程度的腹膜炎征象，主要在右上腹，严重时也可出现弥漫性腹膜刺激征，并有肝区叩击痛。胆囊或可触及，有触痛。

（二）治疗

1.非手术治疗

非手术治疗也可作为手术前的准备治疗。治疗措施包括：①应用抗生素。②解痉、利胆。③纠正水、电解质及酸碱平衡紊乱。④加强营养支持和补充维生素，禁食患者应使用肠外营养。⑤护肝及纠正凝血功能异常的治疗。

2.手术治疗

（1）胆总管切开取石、T管引流术：可采用开腹或腹腔镜手术。

放置T管后应注意：①观察胆汁引流的量和性状，术后T管引流胆汁约200～300mL/d，较澄清。②术后10～14天可行T管造影，造影后应继续引流24小时以上。③如造影发现有结石遗留，应在术后6周待纤维窦道形成后行纤维胆管镜检查和取石。④如胆管通畅无结石和其他病变，应夹闭T管24～48小时，无腹痛、黄疸、发热等症状可予拔管。

（2）胆肠吻合术：亦称胆汁内引流术。近年来已认识到内引流术废弃了Oddi括约肌的功能，因此使用逐渐减少。

三、急性梗阻性化脓性胆管炎

急性化脓性胆管炎是急性胆管炎的严重阶段，也称急性重症胆管炎。

（一）病因

在我国最常见的原因是肝内胆管结石，其次为胆管寄生虫和胆管狭窄。

（二）病理

胆管局部改变主要是梗阻以上的胆管扩张、管壁增厚，胆管黏膜充血水肿，炎性细胞浸润，黏膜上皮糜烂脱落，形成溃疡。肝充血肿大。

（三）临床表现

男、女发病比例接近，青壮年多见。多数患者有较长胆管感染病史和急诊或择期胆管手术史。Reynolds五联征：腹痛；寒战高热；黄疸；休克；神经中枢系统抑制。剑突下或右上腹有压痛，或可有腹膜刺激征。肝常肿大并有压痛和叩击痛。肝外梗阻可触及肿大的胆囊。

（四）治疗

原则是立即解除胆管梗阻并引流。当胆管内压降低后，患者情况常常能暂时改善，有利于争取时间继续进一步的治疗。

四、肝内胆管结石

肝内胆管结石又称肝胆管结石，是我国常见而难治的胆管疾病。

（一）病理

其改变有肝胆管梗阻和肝内胆管炎。

（二）临床表现

可多年无症状或仅有上腹和胸背部胀痛不适。绝大多数患者以急性胆管炎就诊，主要表现为寒战、高热和腹痛，除合并肝外胆管结石或双侧肝胆管结石外、局限于某肝段、肝叶的可无黄疸。严重者出现急性梗阻性化脓性胆管炎、全身脓毒症或感染性休克。体格检查可能仅可触及肿大或不对称的肝，肝区有压痛和叩击痛。

（三）治疗

主要采用手术治疗，原则为尽可能取净结石、解除胆管狭窄及梗阻、祛除结石部位和感染病灶、恢复和建立通畅的胆汁引流、防止结石的复发。胆管切开取石是最基本的方法。

第八节 肝性脑病

肝性脑病（hepaticenc ephalopathy，HE）是由于各种急慢性严重肝病或门体分流引起的，以机体代谢紊乱为基础、中枢神经系统功能失调的综合征，其主要临床表现为行为、精神失常、智力减退、意识障碍甚至昏迷。临床上以慢性肝病，主要是肝硬化引起多见，门脉高压导致门腔静脉之间建立侧支循环，从而使大量的门静脉血绕过肝脏进入体循环，是脑病发生的病理生理基础。肝性脑病随着诱发因素的祛除，大多可以恢复，但易反复发作。近年来，更强调亚临床型肝性脑病的早期识别。所谓亚临床型肝性脑病指无明显临床表现和生化异常，只能通过精细的心理测试和（或）电生理检测才能作出诊断的肝性脑病，现在主张称为轻微型肝性脑病。

一、诊断步骤

（一）病史采集要点

1.起病情况

急性肝衰竭所致肝性脑病通常起病较急，发展较快；慢性肝病引起者多数缓慢起病，但可反复发作，又可分为发作性、持续性、轻微型肝性脑病；存在明显门体分流，但无肝病者少见，起病多数与门体分流量有关。

2.主要临床表现

肝性脑病的临床表现因原有肝病的性质、肝功能损害的轻重以及诱因的不同而很不一致。急性肝性脑病常见于暴发型病毒性肝炎和药物性肝损伤，有大量肝细胞坏死和急性肝衰竭，诱因不明显，患者可无前驱症状，起病数日内即进入昏迷直至死亡。慢性肝性脑病多见于肝硬化患者，由于门体侧支循环和慢性肝衰竭所致，可反复发作，常有上消化道出血、感染、便秘、放腹水、进食高蛋白饮食、大量排钾利尿等诱因。肝硬化终末期肝性脑病逐渐加重，最后导致患者死亡。根据神经系统表现、意识障碍程度和脑电图改变，将肝性脑病分为5期：即0期（亚临床期）、Ⅰ期（前驱期）、Ⅱ期（昏迷前期）、Ⅲ期（昏睡期）、Ⅳ期（昏迷期）。实际各期之间常无明确界限，可重叠症状。

3.既往病史

注意有无药物、毒物接触史，有无代谢性肝病、病毒性肝炎、酒精性肝病史，有无门体分流手术史。

（二）进一步检查项目

1.肝功能检查

肝功能明显损害，胆红素升高，胆酶分离，凝血酶原时间延长，低清蛋白。

2.血氨

静脉血氨多升高，但急性肝性脑病血氨可以正常。血氨并不总与症状平行，所以连续监测血氨对诊断有帮助，属诊断所必需。

3.其他生化检查

如血电解质、血糖、肾功能等。

4.脑电图

肝性脑病患者脑电图节律变慢，正常α波减少，可出现三相波，但脑电图对轻微 HE 和 I 期 HE 诊断价值不大，其改变特异性不强。

5.心理智能测验

包括数字连接试验、连线试验、语言试验、韦氏成人智力量表等，对轻微 HE 有诊断价值。

6.脑电诱发电位检测

包括脑干听觉诱发电位、视觉诱发电位和体表诱发电位对轻微 HE 有诊断价值。

7.影像技术

如 CT、MRI、PET、磁共振光谱分析，对 HE 的诊断有一定作用，但费用贵。

二、诊断对策

（一）诊断要点

（1）严重肝病和（或）广泛门体侧支循环。

（2）临床表现有精神错乱、行为失常、意识障碍。

（3）肝性脑病的诱因。

（4）明显肝功能损害或血氨升高。

扑翼样震颤和典型的脑电图改变有重要参考价值。轻微型 HE 诊断依靠智能测试和诱发电位检查。

（二）鉴别诊断

对 HE 的诊断，必须排除代谢性脑病、颅内感染、脑血管意外、颅内占位病变等。

1.精神病

以精神症状为唯一突出表现的 HE 易被误诊为精神病。因此，遇到精神错乱而原因不明的患者，应警惕肝性脑病。

2.其他昏迷性疾病

（1）代谢性脑病：如糖尿病酮症酸中毒、低血糖、尿毒症、低钠、高钠血症等。根据基础疾病史，结合实验室检查易于鉴别。

（2）颅脑病变：各种脑血管意外、颅内肿瘤、脑炎、脑膜炎、脑脓肿，根据神经系统症状体征，结合头颅 CT、MRI 检查以及脑脊液检查，可明确诊断。

（3）中毒性脑病：因酒精中毒、戒酒、药物中毒、毒物及重金属中毒所致的脑病，根据相关病史，结合实验室检查可做出鉴别诊断。

三、治疗对策

（一）治疗原则

消除诱因，防治并发症。

（二）治疗计划

1.消除诱因

出血、感染、低钾碱中毒、水、电解质紊乱是肝硬化常见并发症，也是 HE 诱因，应及时预防及处理。原则上禁用吗啡、哌替啶等镇静镇痛药。如患者有躁动不安或抽搐，可减量使用地西泮、组胺 H_1 受体拮抗药。

2.减少肠源性毒物来源、生成及吸收

（1）饮食管理：禁食蛋白质，供给足够热能和维生素，神志恢复后，逐渐增加蛋白质摄入，植物蛋白含支链氨基酸较多，因此较动物蛋白好。

（2）清洁肠道、降低肠道内 pH：可减少肠内毒性代谢产物产生与吸收，口服缓泻剂、乳果糖、山梨醇、大黄可清除肠内积血及积粪，醋酸灌肠可降低血氨浓度。乳果糖在肠道内不吸收，可被肠道内细菌分解成乳酸和醋酸，使肠道 pH 降低，肠腔中 $NH4^+$ 增加，氨吸收减少，同时血中的氨向 pH 低的肠腔渗透，形成 $NH4^+$ 排出体外。乳果糖还有利于益生菌如双杆菌等生长，抑制分解蛋白细菌的生长，从而使肠道产氨减少。乳果糖使肠道渗透压增高，减少结肠内水分吸收，小分子酸可促进肠蠕动，从而引起腹泻，不利于氨和其他有害物质的吸收。乳果糖储存方式可采用口服和灌肠两种方法,口服剂量视个人情况调整,对不能口服的患者可采取灌肠。

(3)抑制肠道细菌:口服新霉素、氟哌酸或甲硝唑可抑制肠菌生长,减少氨的生成。

3.促进体内毒物消除

肝性脑病时,血氨大多升高,常用去氨药物有谷氨酸、精氨酸、门冬氨酸钾镁、乙酰谷氨酰胺等静脉滴注。

4.苯二氮䓬(BZ)受体拮抗药

氟马西尼是 BZ 受体拮抗药,通过与中枢 BZ 受体结合,可有催醒作用,并且无明显不良反应。

5.补充支链氨基酸

可纠正氨基酸失衡,减少进入脑内的芳香氨基酸,降低假性神经递质对大脑的抑制作用,纠正负氮平衡,促进蛋白合成。

6.人工肝

可代偿肝脏解毒和生物合成功能,稳定内环境,提供肝细胞再生的条件和时间,也可作为等待肝移植的过渡治疗手段。如血液滤过、血浆置换、生物透析吸附及生物人工肝支持系统。

7.肝移植

对无法逆转的肝性脑病,肝移植不失为一种有效的治疗方法。

四、预后评估

肝性脑病预后主要与原发病性质、程度及有无诱因,以及诱因能否去除有关。无诱因的暴发性肝衰竭及终末期肝病预后较差,随着移植手术技术的进步和抗排斥药物的发展,肝移植给肝性脑病的治疗带来了新希望,但价格昂贵及供体不足仍是目前主要困难。

第三章　女性内分泌疾病

第一节　痛经

痛经是指在月经前期、月经后期出现下腹疼痛、坠胀，伴腰酸或其他不适，影响正常生活。痛经常发生在年轻女性，其疼痛常为痉挛性。痛经分为原发性和继发性两种，原发性痛经是指痛经不伴有明显的盆腔疾患，又称为功能性痛经；继发性痛经是由于盆腔疾病导致的痛经，又称为器质性痛经，常见于子宫内膜异位症、子宫腺肌病、生殖道畸形、慢性盆腔炎、宫腔粘连及子宫肌瘤等疾病。

由于每个人的疼痛阈值不同，临床上又缺乏客观的测量疼痛程度的方法，故有关痛经的发病率文献报道差别较大。我国 1980 年全国女性月经生理常数协作组的全国抽样调查结果显示，痛经的发生率为 33.19%，其中原发性痛经为 36.06%，而轻度痛经占 45.73%，中度占 38.81%，重度占 13.55%。

痛经的发生与年龄、是否分娩有关。月经来潮的最初几个月很少发生痛经。16～18 岁时发病率最高，可达 82%，以后逐渐下降，50 岁时维持在 20%，性生活的开始可以降低痛经的发生率。有过足月分娩史的女性其痛经的发生率及严重程度明显低于无妊娠史或虽有妊娠但自然流产或人工流产者。初潮早、月经期长、经量多的女性痛经严重，而口服避孕药者痛经的发生率明显降低。痛经还有一定的家族性，痛经者的母亲及姐妹也常有痛经的发生。文化水平和体力活动与痛经无关，寒冷的工作环境与痛经的发生有关。还有研究表明痛经的发生可能与长期接触汞、苯类混合物有关。

一、原发性痛经

（一）病因及发病机制

1.子宫收缩异常

正常月经周期，子宫的基础张力＜1.3 kPa（10 mmHg），活动时压力不超过 16 kPa（120 mmHg），收缩协调，频率为每 10 分钟 3～4 次；痛经时，子宫基础张力升高，活动时压力超过 16～20 kPa（120～150 mmHg），收缩频率增加并变为不协调或无节律的收缩。子宫异常活动的增强使子宫血流减少，造成子宫缺血，导致痛经发生。研究表明，有些异常的子宫收缩与患者主观感觉的下腹绞痛在时间上是吻合的。引起子宫过度收缩的因素有前列腺素、血管升压素、缩宫素等。

2.前列腺素的合成与释放异常

许多研究表明，子宫合成和释放前列腺素（PG）增加是发生原发性痛经的重要原因。PGF2α使子宫肌层及小血管收缩，与痛经发生关系最密切。在正常子宫内膜，月经前期合成PGF2α的能力增强，痛经患者增强更为明显；分泌期子宫内膜 PG 含量多于增生期子宫内膜，痛经患者经期内膜、经血内及腹腔冲洗液中 PG 浓度明显高于正常女性1 月经期 PG 释放主要在经期第 48 小时以内，痛经症状则以此段时间最为明显。静脉输入 PGF2α可以模拟原发性痛经的主要症状如下腹痉挛性疼痛、恶心、腹泻及头痛等。PGF2α行中期引产时引起的症状与原发性痛经的临床表现十分相似而证实了这一点。PGE2 和前列环素 PGI2 可以使子宫松弛，二者浓度的减低可能与痛经有关。最有利的证据是 PG 合成酶抑制药（PGSI）如非甾体消炎药可使本病患者疼痛缓解。

3.血管升压素及缩宫素的作用

血管升压素是引起子宫收缩加强、子宫血流减少的另外激素。女性体内血管升压素的水平，与雌孕激素水平有一定的关系。因为神经垂体受雌激素刺激可释放血管升压素，这种作用可以被孕激素抵消。在正常情况下，排卵期血管升压素水平最高，黄体期下降，直至月经期。原发性痛经女性黄体期雌激素水平异常升高，所以在月经期血管升压素水平高于正常人 2～5 倍，造成子宫过度收缩及缺血。

以往认为缩宫素与痛经关系不大，但有研究证实，非孕子宫也存在缩宫素受体。给痛经女性输入高张盐水后，血中缩宫素水平也升高。血管紧张素胺和缩宫素都是增加子宫活动导致痛经的重要因素。它们作用的相对重要性，取决于子宫的激素状态，血管紧张素胺也可能影响非孕子宫的缩宫素受体。用缩宫素拮抗药竞争性抑制缩宫素和血管紧张素胺受体，可以有效缓解痛经。

4.神经与神经递质

分娩后痛经症状会减轻或消失这一现象，过去一直认为是子宫颈管狭窄这一因素在分娩得到解除所致，可是即使是剖宫产后，痛经也能好转。这一事实引起研究神经的学者们的关注，实验证明，荷兰猪子宫上的神经在妊娠后会退化；人类妊娠期子宫去甲肾上腺素水平也低下，即使分娩后子宫的交感神经介质再生，其去甲肾上腺素浓度也不能达到妊娠前水平，所以痛经的症状减轻或消失。Chen 等报道通过腹腔镜行骶前交感神经切除术治疗原发性痛经，效果良好，其原理是切断了来自宫颈、子宫及输卵管近端向脊柱的神经传导，此研究也进一步证实神经与神经传递在原发性痛经中的作用。

5.其他因素

（1）精神因素：有关精神因素与痛经的关系，争论较大。有人认为，痛经女性精神因素也很重要。痛经女性常表现为自我调节不良、抑郁、焦虑和内向，很多研究表明，抑郁和焦虑等情绪因素影响痛经，但情绪因素如何参与痛经的发生，机制尚不明确；也有人认为精神因素只是影响了对疼痛的反应而非致病因素。

（2）宫颈狭窄：子宫颈管狭窄或子宫极度前屈或后屈，导致经血流出受阻，造成痛经。用 CO_2 通气法进行研究，结果显示痛经患者子宫峡部的张力高于正常女性。

（3）免疫因素：有研究发现，痛经患者的免疫细胞和免疫反应发生改变，淋巴细胞增生反应下降，血中单核细胞β-内啡肽水平升高。认为痛经是一种反复发作性疾病，形成了一种身体和心理的压力，从而导致免疫反应的改变。关于痛经与免疫之间的关系还有待于进一步的研究。

（二）临床表现

原发性痛经的临床特点是：①青春期常见，多在初潮后 6～12 个月发病，这时排卵周期多已建立，在孕激素作用下，分泌型子宫内膜剥脱时经血的 PG 含量显著高于增生型内膜经血中浓度。无排卵月经一般不发生痛经。②痛经多自月经来潮后开始，最早出现在经前 12 小时，行经第 1 天疼痛最剧，持续 2～3 天缓解；疼痛程度不一，重者呈痉挛性；部位在耻骨上，可放射至腰骶部和大腿内侧。③有时痛经伴有恶心、呕吐、腹泻、头晕、乏力等症状，严重时面色发白、出冷汗，与临床应用 PG 时引起胃肠道和心血管系统平滑肌过强收缩的不良反应相似。④妇科检查无异常发现。

（三）诊断及鉴别诊断

诊断原发性痛经，主要是排除盆腔器质性病变的存在。采取完整的病史，做详细的体格检查，尤其是妇科检查，必要时结合辅助检查，如 B 超、腹腔镜、宫腔镜、子宫输卵管碘油造影等，排除子宫内膜异位症、子宫腺肌病、盆腔炎症等，以区别于继发性痛经。另外，还要与慢性盆腔痛区别，后者的疼痛与月经无关。

关于疼痛程度的判定，一般根据疼痛程度对日常生活的影响、全身症状、止痛药应用情况而综合判定。轻度：有疼痛，但不影响日常生活，工作很少受影响，无全身症状，很少用止痛药。中度：疼痛使日常生活受影响，工作能力亦受到一定影响，很少有全身症状，需用止痛药且有效。重度：疼痛使日常生活及工作明显受影响，全身症状明显，止痛药效果不好。

（四）治疗及预防

原发性痛经的预防在于注意锻炼身体，增强体质，保持乐观态度，树立健康的人生观。治疗以对症治疗为主，药物治疗无效者，亦可采取手术治疗，中医中药也常能显效。

1.一般治疗

对原发性痛经患者进行必要的解释工作十分重要，尤其是对青春期少女。讲解有关的基础生理知识，阐明"月经"是正常的生理现象，帮助患者打消顾虑，有助于减轻患者的焦虑、抑郁及痛经的程度。痛经重时可以卧床休息，或热敷耻骨区，注意经期卫生。可以应用一般非特异止痛药，如水杨酸盐类，有解热镇痛的作用。

2.口服避孕药

有避孕要求者，可采用短效口服避孕药抑制排卵达到止痛的效果。口服避孕药可有效治疗原发性痛经，使50%的患者痛经完全缓解，40%明显减轻。口服避孕药可抑制内膜生长，降低血中前列腺素、血管紧张素胺及缩宫素水平，抑制子宫活动。原发性痛经女性，子宫活动增强部分是由于卵巢激素失衡，可能是黄体期或月经前期雌激素水平升高所致，雌激素可以刺激PGF2α和血管紧张素胺的合成、释放。口服避孕药可能通过改变卵巢激素的失衡状态，抑制子宫活动。

3.前列腺素合成酶抑制药

对于不需避孕或口服避孕药效果不好者，可以用非甾体抗感染药（NSAID），它是前列腺素合成酶抑制药，通过阻断环氧化酶通路，抑制PG合成，使子宫张力和收缩性下降，达到治疗痛经的效果。由于效果好（有效率60%～90%），服用简单（经期用药2～3天），不良反应少，自20世纪70年代以来已广泛用于治疗原发性痛经。NSAID不仅可以减轻疼痛，还可以减轻相关的症状，如恶心、呕吐、头痛、腹泻等。

一般于月经来潮、疼痛出现后开始服药，连服2～3天，因为前列腺素在经期的初48小时释放最多，连续服药的目的是纠正月经血中PG过度合成和释放的生化失调。如果不是在前48小时连续注射药，而是疼痛时临时间断注射药，难以控制疼痛。经前预防用药与经后开始用药，效果相似。如果开始服药后最初几小时仍有一定程度的疼痛，下一个周期的首剂量需加倍，但维持量不变。

NSAID常用药物及用法：吲哚美辛25mg，每日3次；氟芬那酸100～200mg，每日3次；甲芬那酸250～500mg，每日4次；单氯甲灭酸133mg，每日3次；布洛芬400mg，每日3次；萘普生200mg，每日2次；酮洛芬50mg，每日3次；吡罗昔康20mg，每日一次；双氯芬酸25mg，每日3次。禁忌：胃肠道溃疡，对阿司匹林或相似药物过敏者。

4.钙离子通道阻滞药

硝苯地平可以明显抑制缩宫素引起的子宫收缩，经前预服10mg，每日3次，连服3～7

天或痛经时舌下含服 10～20mg，均可取得较好效果，该药毒性小，不良反应少，安全有效，服药后偶有头痛。

5.β 肾上腺素受体激动药

特布他林（间羟舒喘宁，terbutaline）治疗原发性痛经，有一定疗效，但不良反应较 NSAID 多。

6.经皮电神经刺激

经皮电神经刺激（TENS），可用于药物治疗无效，或有不良反应，或不愿接受药物治疗的患者。将刺激探头置于耻骨联合上、两侧髂窝或骶髂区域的皮肤上，刺激强度逐渐增加达 40～50 mA，同时记录宫腔内压力。结果表明，这一方法可迅速缓解疼痛，机制可能是减少子宫缺血或子宫活动及阻断中枢神经的痛觉传导系统。

7.腹腔镜下骶前神经切除术

对上述方法治疗无效的顽固痛经的患者，可考虑使用此方法。Chen 等报道，对原发性痛经患者，疼痛缓解率可达 77%，其机制是阻断来自宫颈、宫体和输卵管近端的感觉通路。

8.运动

有资料表明，体育锻炼对原发性痛经患者是有益的，通过体育锻炼，可减少原发性痛经的发生率及减轻痛经的程度。Lzzo 等通过对 764 例青春期少女痛经的研究，得出结论，任何形式的运动均可减少痛经的发生，可能与运动改善子宫的供血和血流速度有关。

二、继发性痛经

继发性痛经常与盆腔器质性疾病有关，如子宫内膜异位症、子宫腺肌病、盆腔感染、子宫内膜息肉、子宫黏膜下肌瘤、宫腔粘连、宫颈狭窄、子宫畸形、盆腔充血综合征、宫内节育器等。首次常发生在初潮后数年，生育年龄阶段多见。常有不同的症状，伴腹胀、下腹坠，牵引痛常较明显。疼痛常在月经来潮前发生，月经前半期达高峰，中后期减轻，直至结束。但子宫内膜异位症的痛经也有可能发生在初潮后不久。盆腔检查及其他辅助检查常有异常发现，可以找出继发性痛经的原因。治疗主要是针对病因进行治疗。

第二节　性早熟

性发育开始的年龄受地域、种族和遗传等因素的影响。男孩 10 岁前、女孩 8 岁前出现第二性征为性早熟。由于下丘脑-垂体-性腺轴功能提前活动，引起第二性征提前出现者称为促性腺激素释放激素（GnRH）依赖性性早熟，又称为中枢性或真性性早熟。由于某些原因引起第二性征过早出现而无性腺成熟者称为非 GnRH 依赖性性早熟，又称为外周性或假性性早熟。根据患者性早熟的表现与其性别是否一致，还可分为同性性早熟和异性性早熟。同性性早熟是指女性患者出现女性性早熟的表现或男性患者出现男性性早熟的表现。异性性早熟是指男性患者出现女性化表现或女性患者出现男性化表现。

一、病因和发病机制

GnRH 依赖性性早熟有下丘脑-垂体-性腺轴的整体发动，最终发育完善至具有生育能力，其病因可以是中枢神经系统肿瘤或其他器质性病变。若未发现中枢器质性病变则称之为特发性中枢性早熟。非 GnRH 依赖性性早熟可见于性腺或肾上腺肿瘤，以及摄入外源性性激素，还见于性腺自主性病变，包括性激素分泌细胞促性腺激素受体变异使受体自主性激活所致家族性男性性早熟（家族性高睾酮血症）、多发性骨纤维营养不良（McCune-Albright 综合征，女孩多见，常伴甲状腺、肾上腺及垂体病变）等。

二、临床表现

（一）真性性早熟

特发性性早熟多见于 4～8 岁的女孩。首先出现乳腺发育，继而外生殖器发育、阴道分泌物增多、阴毛生长，随后月经来潮。男孩则首先出现睾丸和阴茎增大，阴茎勃起和排精，并出现阴毛、痤疮和变声。患儿骨骼生长加速，骨骺提前融合，故暂时高于同龄儿童，但成年后则矮于正常人。颅内肿瘤所致性早熟多见于男孩，先出现性早熟表现，待病情发展到一定阶段才出现中枢占位症状。

（二）假性性早熟

临床表现与真性性早熟相似，但乳晕及小阴唇往往有明显色素沉着。先天性肾上腺皮质增生可引起男孩假性性早熟，但睾丸并不增大。McCune-Albright 综合征多见于女性患儿者，除性早熟外患者还伴有单侧或双侧多发性骨纤维结构不良，同侧肢体皮肤有片状棕褐色色素沉着（咖啡牛奶斑）。若色素沉着边缘整齐，则单一骨受累。若色素沉着边缘不整齐，则多块骨受累。患儿常伴有多种内分泌腺功能异常，如结节性甲状腺肿伴甲状腺功能亢进、结节性肾上腺皮质增生伴皮质醇增多症、生长激素分泌过多和高泌乳素血症等。性早熟是由卵巢黄体化的滤泡囊肿自主性产生过多的雌激素所致。

三、实验室和辅助检查

（一）血清性腺激素测定

包括 E2、睾酮、FSH、LH 和 HCG 等。对于 LH 和 FSH 升高同时伴有睾酮（在男性）和 E2（在女性）高于正常者要考虑真性性早熟，促性腺激素升高是由于下丘脑-垂体-性腺轴的提前活动所致，也可由产生促性腺激素的中枢神经系统肿瘤所致。前者促性腺激素水平高于正常，后者则非常显著高于正常。对于只有睾酮或 E2 升高而无促性腺激素升高者要多注意睾丸和卵巢的检查。

（二）肾上腺功能测定

血尿皮质醇、24 小时尿 17-羟和 17-酮皮质甾体的检查对肾上腺皮质增生所致的性早熟有重要的价值。

（三）性腺功能试验

GnRH 激发试验，以 GnRH 3μg/kg 皮下或静脉注射，于注射前和注射后 30、60、90、120 分钟分别抽血测定 LH 和 FSH，如 LH 峰值≥13 mU/mL（女孩）或 16 mU/mL（男孩），提示为 GnRH 依赖性性早熟，LH/FSH>1 更有意义。LH 不升高或显著低水平则提示为非 GnRH 依赖性。在发育早期，GnRH 激发可呈假阴性，应予注意。

（四）特殊检查

X 线平片测骨龄，股骨和其他部位的 X 线平片可除外多囊纤维异样增生症。颅脑 CT、

MRI 用于高度怀疑颅脑肿瘤者。女孩盆腔超声检查，卵巢增大，容积＞1 mL，提示卵巢发育，若发现多个直径≥4mm 的卵泡则意义更大，提示卵巢处于功能活动状态。孤立性、直径＞9mm 的卵泡常为卵巢囊肿。疑有肾上腺或卵巢肿瘤者，可行相应部位的 B 超、CT 或 MRI 检查。

（五）其他检查

性染色体检查对于鉴别先天性肾上腺皮质增生和两性畸形有一定意义。阴道涂片有明显雌激素影响者多提示真性性早熟。原发性甲状腺功能减退症患儿可发生性早熟，伴生长迟缓的 GnRH 依赖性性早熟应检查 T_3、T_4 和 TSH 以助鉴别。

四、诊断和鉴别诊断

（一）诊断

性早熟的诊断并不太困难。若需确定性早熟的病因，则需要详细地询问病史，以区分是真性或假性性早熟，例如，有无使用雄激素、绒毛膜促性腺激素、误服避孕药史，有无神经系统症状如头痛、视力障碍和行为改变等，有无性早熟家族史。男性有遗精史，女性有周期性阴道出血者多提示真性性早熟。对于出生时就有性早熟表现者，应追问患儿母亲妊娠期的服药史，特别是使用激素类药物的历史，然后进行相应检查，查找病因。

（二）鉴别诊断

1.良性乳腺发育过早

见于 6 个月到 3 岁女孩，仅出现单侧或双侧乳腺组织增生，无阴道出血和生长速率加快等青春期症候，也无雌激素过多的证据，必须排除服用或涂抹含雌激素制剂的历史。患儿应每 6～12 个月复诊追踪检查，以确定乳腺发育过早不是由于性早熟所致。该病预后良好。

2.肾上腺早熟

男、女两性均可见，女性多见。虽有阴毛生长，但无乳腺发育，其他周身检查均正常。该病预后良好。

五、治疗

治疗主要目的是改善成年期身高，防止月经初潮早期（女孩）和防止因性征早现所引致心理及社会问题。治疗措施包括抑制性激素分泌，阻抑骨龄进展、防止骨骺过早愈合，使成年后身材不至于过矮。

（一）药物治疗

1.GnRH 类似物（GnRH-a）

GnRH 类似物是目前治疗真性性早熟的最有效药物。GnRH-a 保留了 GnRH 的生物活性，对腺垂体 GnRH 受体有更强的亲和力且不易被降解，半衰期较长，因此优于天然 GnRH。GnRH 类似物持续作用于受体，从而产生 GnRH 受体的降调节，使垂体 LH 分泌细胞对 GnRH 敏感性减弱，阻断受体后负反馈机制激活通路使 LH 分泌受抑，性激素水平显著下降。这一作用可逆，停药后下丘脑-垂体-性腺轴功能可恢复正常。现多采用 GnRH-a 的缓释剂型，如亮丙瑞林或达菲瑞林，二者用法相同。每次 50～60μg/kg 皮下注射，首次剂量较大，2 周后加强注射一次（尤其出现初潮者），以后每 4 周一次，间歇期不长于 5 周。

2.酮康唑

大剂量可抑制激素合成过程中 17、20 碳链酶活性，抑制睾酮合成，用于治疗非 GnRH 依赖性性早熟。建议剂量为每天 4～8mg/kg，分 2 次服用。本品对肝有毒性，停药后可逆转。

3.其他药物

睾内酮能抑制性激素合成而抑制发育进程，但治疗后 1～3 年会发生药效脱逸。螺内酯有雄激素受体拮抗作用，对高睾酮血症的性征有控制作用。

（二）手术治疗

肿瘤确诊后应尽早手术治疗。下丘脑-垂体-松果体部位肿瘤可采用γ刀治疗，经照射治疗后瘤体显著缩小，性早熟症状明显消退，患儿预后大为改观。卵巢囊肿部分会自发消退，可随访观察后再决定手术与否。

第三节　高泌乳素血症

泌乳素（PRL）是垂体泌乳素细胞所分泌，具有促进乳房组织生长发育、分泌乳汁的功能，并在一定水平上影响卵巢功能。正常女性 PRL 值应为 $5\sim25\mu g/L$，如 $>25\mu g/L$，则为高泌乳素血症（HPHL）。HPRL 可多种原因引起，一部分是病理性的，另一部分则为可逆的下丘脑-垂体-卵巢轴功能失调。临床表现主要为月经紊乱、溢乳、不孕等。

一、病因

（一）垂体病变

最常见的是垂体泌乳素细胞瘤，占 HPRL 闭经患者的 30%～50%。其次为肢端肥大症、空蝶鞍等。

（二）下丘脑及其附近的肿瘤

如颅咽管瘤压迫垂体柄，影响下丘脑垂体间的正常门脉循环，使泌乳素抑制因子（PIF）不能到达垂体，因而 PRL 分泌增加。

（三）原发性甲状腺功能低下

此类患者促甲状腺激素释放激素（TRH）增加，不仅刺激促甲状腺素（TSH）分泌，同时刺激 PRL 分泌。

（四）药物作用

较长期应用镇静剂（如氯丙嗪等）、抗高血压药（如利血平、甲基多巴）、甲氧氯普胺、吗丁啉、口服避孕药等均可使 PRL 升高。

（五）特发性高泌乳素血症

未查出明确原因者称特发性 HPRL。

（六）其他少见的原因

肾衰竭、异位 PRL 分泌性肿瘤、长期吸吮刺激乳房、胸壁创伤或疱疹等。

此外，PRL 是动态变化的应激激素，可因不同生理状况的影响而发生变化，如睡前情绪紧张、抑郁、运动、性交、饥饿及进食后均可能影响其分泌，使 PRL 水平增高。

二、临床表现

（一）月经紊乱

HPRL 对下丘脑-垂体-卵巢轴功能起抑制作用，通常 PRL 水平越高，抑制作用越明显。

当 PRL 水平轻度升高时，可能有正常的排卵月经。随 PRL 水平进一步升高，可影响卵巢功能，出现黄体功能不足、持续无排卵、月经量减少、月经稀发直至闭经。

（二）溢乳

HPRL 促使乳腺细胞分泌亢进，在非生理情况下出现溢乳，乳汁分泌量及性状各不相同。

（三）不孕

由于 HPRL 可致黄体功能不足、无排卵或闭经，常出现不孕或早期流产。

（四）头痛

垂体泌乳素瘤直径<10mm 时称微腺瘤，一般无明显头痛。当直径>10mm 时称巨腺瘤，可出现头痛。

（五）视野缺损

垂体肿瘤压迫视神经交叉时，可以出现视野缺损。

三、诊断

（一）详细询问病史

注意发病过程，月经史、孕育史及哺乳史，了解有无服用有关药物史。

（二）查体

对月经紊乱或闭经者，应常规检查乳房，注意有无肢端肥大等表现。HPRL 常与 PCOS 并存，故应注意体重、毛发分布情况。妇科检查注意有无生殖器官萎缩及低雌激素表现。

（三）辅助检查

（1）血清 PRL 水平测定：一般以空腹晨 9～10 时抽血为宜，两次血 PRL 值>25μg/L

可诊为 HPRL。

（2）甲状腺功能检查：以排除甲低导致的 HPRL。

（3）蝶鞍 CT 或磁共振检查：以排除垂体肿瘤。据统计 PRL＞50μg/L 时，约 20%～25% 为垂体 PRL 瘤；PRL＞100μg/L 时垂体瘤的可能性约 50%，PRL＞200μg/L 则其可能性几乎达 100%。

（4）视野检查：如有视野缩小，或经 CT、磁共振证实有较大的垂体瘤存在时，应行视野检查。

四、治疗

治疗必须针对不同发病原因制订合理的治疗方案。

（1）由药物引起者，一般无须治疗，停药后短期多可自然恢复。如停药半年月经仍未恢复正常，可用药物治疗。

（2）原发性甲状腺功能低下：主要应用甲状腺素替代治疗，降低 TRH 水平，PRL 亦随之下降，必要时可加用小剂量溴隐亭（CB154）。

（3）特发性高泌乳素血症：CB154 是麦角生物碱衍生物，具有多巴胺活性，为首选药物，每片为 2.5mg。CB154 作用于下丘脑，增加 PIF 的分泌，从而抑制垂体 PRL 的合成及释放；或直接作用于垂体抑制 PRL 细胞增生与 PRL 的分泌，解除对促性腺激素分泌的抑制，从而中止溢乳，恢复卵巢功能。通常用药 2～4 周后溢乳减少或停止，月经恢复，继之出现排卵。治疗后妊娠率可达 90%以上。用药方法如下。从小剂量开始，1.25mg 每晚一次，3 天后改为 2.5mg/d，逐渐增至有效剂量，一般最大剂量为 7.5mg/d。治疗期间根据 PRL 水平调整用量，一旦确诊妊娠即可停药。CB154 的不良反应有恶心、头痛、眩晕、乏力、直立性低血压、便秘或腹泻等。于餐中服药可减轻不良反应。不良反应严重者，可改为阴道内用，一般用量 2.5mg/d。对有生育要求者，如单用 CB154 疗效不满意，可根据病情加用 CC 或 HMG 促排卵。对闭经者服 CB154 时最好测 BBT，如上升 18～20 天，可拟诊早孕，HCG（+）后，可停药。

（4）垂体泌乳素瘤：对微腺瘤应用 CB154 治疗，有生育要求者用药期间可不避孕，妊娠后停药严密观察。巨腺瘤者，有生育要求时最好先用较大剂量 CB154 并暂时避孕，待肿瘤缩小后再妊娠。妊娠后可持续服用 CB154，以减少视野损害，也有人建议妊娠后暂时停药，出现头痛或视神经压迫症状时再用快速法注射药，或用针剂促使腺瘤迅速缩小。巨腺瘤者如无生育要求，或经药物治疗效果不佳者，可行手术或放射治疗，但术后常易复发而需加用 CB154。

第四节　功能失调性子宫出血

功能失调性子宫出血（DUB）简称功血，是由调节生殖的神经内分泌机制失常引起的异常子宫出血，而全身及内外生殖器官无器质性病变存在。功血是一种妇科常见病，可发生于月经初潮至绝经期间的任何年龄，多见于围绝经期，其次是青春期和性成熟期。功血可分为排卵性和无排卵性两类，无排卵性功血占功血病例的 85%。

一、无排卵性功能失调性子宫出血

（一）病因

由于机体内部和外界诸多因素，如精神紧张、恐惧、忧伤、环境和气候骤变、过度劳累、营养不良，以及全身性疾病，通过大脑皮质和中枢神经系统影响下丘脑-垂体-卵巢轴的相互调节，使卵巢功能失调，导致月经周期紊乱。

（二）病理生理

在青春期，下丘脑和垂体的调节功能未完全成熟，它们和卵巢间尚未建立稳定的周期性调节，尤其对雌激素的正反馈作用存在缺陷。此时期垂体分泌促卵泡激素（FSH）呈持续低水平，黄体生成素（LH）无高峰形成。因此，虽有成批的卵泡生长，却无排卵，卵泡发育到一定程度即发生退行性变。围绝经期女性，由于卵巢功能衰退，雌激素分泌量锐减，对垂体的负反馈变弱，造成排卵障碍，终致发生无排卵性功血。

正常月经的发生是基于排卵后黄体萎缩，雌、孕激素水平下降，使子宫内膜皱缩坏死而脱落出血。无排卵性功血是由于单一雌激素刺激而无孕酮对抗引起的雌激素撤退出血或雌激素突破出血。在单一雌激素的持久刺激下，子宫内膜增生过长，若有一批卵泡闭锁，雌激素水平可突然下降，内膜因失去雌激素支持而剥脱出血。低水平雌激素可发生间断性少量出血，内膜修复慢使出血时间延长；高水平雌激素且维持在有效浓度，则引起长时间闭经，易发生急性突破出血，且血量汹涌。

（三）子宫内膜的病理变化

功血的病理学改变可见于诊刮或切除的子宫内膜，根据血内雌激素水平的高低和作用时间长短，以及子宫内膜对雌激素反应的敏感性，子宫内膜可表现出不同程度的增生性变化，少数呈萎缩性改变。

1.子宫内膜增生过长

（1）简单型增生过长：即腺囊型增生过长。指腺体增生有轻度至中度的结构异常。子宫内膜呈息肉样增生，局部或全部增厚。镜下特点是腺体数目增多，不规则散在于子宫内膜，大小不一，腺腔囊性扩大，犹如瑞士干酪样外观，又称为瑞士干酪样增生过长。腺上皮细胞呈高柱状，可增生形成假复层，间质常出现水肿、坏死，伴少量出血和白细胞浸润。

（2）复杂型增生过长：即腺瘤型增生过长。子宫内膜腺体高度增生，形成子腺体或突向腺腔，腺体数目明显增多，出现背靠背现象，致使间质明显减少。腺上皮呈复层或假复层排列，细胞核大、深染，有核分裂象，易误诊为癌。

（3）不典型增生过长：即癌前期病变，与早期癌不易区别。指腺上皮出现异型性改变，表现为腺上皮细胞增生，排列不规则，细胞核大，深染，有异型性。只要腺上皮细胞出现不典型增生改变，都应归类于不典型增生过长。10%～15%可转化为子宫内膜癌。

2.增生期子宫内膜

此类最多见。子宫内膜所见与正常增生期内膜无区别，只是在月经周期后半期甚至月经期，仍为增生期形态，内膜出血者多无腺体坏死。

3.萎缩型子宫内膜

子宫内膜很少，上皮平坦，呈砥柱状或立方形，腺体少而小，腺管狭而直，间质少而密、纤维化，血管很少。

（四）临床表现

（1）子宫不规则出血特点是月经周期紊乱，经期长短不一，有时出血呈点滴状，有时表现大量出血；有时先有数周或数月停经，然后发生阴道不规则出血，血量较多，持续2～3周或更长时间，不易自止；有时一开始就发生阴道不规则出血，也可表现为类似正常月经的周期性出血。

（2）出血多时或时间长者常伴贫血，贫血引起凝血功能失常，加重子宫出血。

（3）妇科检查子宫正常大小，部分病例出血时子宫略大微软。

（五）诊断

1.仔细询问病史

应注意患者年龄、月经史、婚育史、避孕措施及一般健康状况，全身是否有慢性病史，如肝病、血液病，有无精神紧张、情绪打击等影响正常月经的因素，了解出血时间、目前出血量、持续时间、出血性质，出血前有无停经史、流产史及以往治疗经过。

2.全面体格检查

全面体格检查包括全身检查、妇科检查，除外全身性疾病及器质性病变。

3.辅助检查

（1）诊断性刮宫：对围绝经期患者进行全面刮宫，搔刮整个宫腔，必要时行分段诊断性刮宫，以排除子宫内膜病变和达到止血的目的。为确定排卵或黄体功能，应在月经前期或月经来潮6小时内刮宫，不规则出血者可随时进行刮宫，刮出组织送病理检查。子宫内膜病理检查可见增生期变化或增生过长，无分泌期改变。

（2）宫腔镜检查：宫腔镜下应注意内膜表面是否充血、有无凸起，选择病变区进行活检，可提高诊断率，尤可提高早期宫腔病变如子宫黏膜下肌瘤、子宫内膜癌的诊断率。

（3）基础体温测定：利用孕激素对体温中枢的致热作用来检测排卵。基础体温呈双相型，提示卵巢有排卵；基础体温呈单相型，提示无排卵。

（4）宫颈黏液结晶检查：若经前出现羊齿植物叶状结晶提示无排卵。出现椭圆体提示有排卵。

（5）阴道脱落细胞涂片检查：阴道脱落细胞在月经周期后半期动态检查，涂片一般为中、高雌激素影响而无周期性变化。

（6）孕激素测定：为测定有无排卵，可检测尿孕二醇或血清孕酮。

（六）鉴别诊断

诊断功血必须排除生殖道局部病变或全身性疾病所导致的生殖道出血，如血液病、肝损害、甲状腺功能亢进或低下等。

1.与妊娠有关的疾病

育龄女性应排除与妊娠有关疾病，如流产、异位妊娠、滋养细胞疾病、子宫复旧不良、胎盘残留等。

2.生殖系统炎症

急性子宫内膜炎、慢性子宫内膜炎、子宫肌炎等。

3.生殖系统肿瘤

如子宫肌瘤、子宫内膜炎、子宫颈癌、卵巢肿瘤等。

（七）治疗

1.一般治疗

消除患者顾虑，出血期间避免过度疲劳和剧烈运动。患者体质较差、贫血貌者，应加强营养，改善全身状况，可补充蛋白质、维生素 C 和铁剂，贫血严重者需输血；流血时间长者给予抗生素预防感染，必要时应用凝血药物以减少出血量。

2.药物治疗

针对不同对象制定合理的治疗方案。青春期少女以止血、调整月经周期、促使卵巢排卵为主进行治疗；围绝经期女性以止血、调整月经周期、减少经量为原则。

（1）止血：对大量出血患者使用性激素，要求治疗 6 小时内见效、24～48 小时内出血基本停止，若 96 小时以，上阴道流血仍不停止，考虑有器质性病变存在。

刮宫：对围绝经期患者进行全面刮宫，搔刮整个宫腔，必要时行分段诊断性刮宫，迅速达到止血的目的，刮出物送病理检查以明确子宫内膜病变。

性激素止血：①孕激素。适用于体内有一定雌激素的患者。无排卵性功血患者给予孕激素治疗，可使处于增生期或增生过长的子宫内膜转化为分泌期，停药后 3～7 日内膜失去激素的维持而脱落，出现撤药性出血。因此种内膜脱落较彻底，故又称"药物性刮宫"。常用的合成孕激素有 17α-羟孕酮（甲地孕酮、甲羟孕酮）和 19-去甲基睾酮衍生物（双醋炔诺醇、炔诺酮）。可选择炔诺酮 5～7.5mg 口服，每日 4 次，用药 4 次后出血量明显减少或停止，改为每日 3 次，再逐渐减量，每 3 日递减 1/4～1/3 量，直至维持量 5mg，持续至血止后 20 日左右停药，停药后 3～7 日发生撤药性出血。如血量不减少，可调整剂量，每日最高剂量可达 15～20mg。②雌激素。适用于青春期功血、内源性激素不足者。应用大剂量雌激素，促使子宫内膜生长，短期内修复创面而止血。如己烯雌酚 1～2mg，每 6～8 小时 一次，血止后每 3 日递减 1/3 量，维持量每日 1mg，用至血止后 20 日。胃肠道反应重者可苯甲酸雌二醇 1～2mg 肌内注射，每日 2～3 次，以达到快速止血。也可用妊马雌酮 1.25～2.5mg，每日 4 次，血止后每 3 日递减 1/3 量直至维持量 1.25mg/d，用至血止后 20 日。无论何种雌激素，血止后 2 周开始加用孕激素。如甲地孕酮，使内膜转化为分泌期，雌、孕激素同时撤退，有利于内膜同步脱落，停药后 3～7 日内出现撤药性出血。③雄激素。雄激素有拮抗雌激素作用，可减少盆腔充血而减少出血。适用于围绝经期功血。常用丙酸睾酮 25～50mg 肌内注射，每日一次，连续使用 3～5 日，以后改为甲睾酮 5mg，每日 1～2 次，共用 20 日。每月总量不超过 30mg。但大出血时，雄激素不能立即改变内膜脱落过程使内膜迅速修复，故常与其他性激素联合用药。④联合用药。性激素联合用药的止血效果优于单一用药，因此，青春期功血用孕激素止血时，同时用小剂量雌激素，可减少孕激素的用量，防止突破性出血。如口服避孕药 1 片，每日 4 次，血止以后递减至维持量 1mg，共 20 日停药；围绝经期功血则在孕激素止血的基础上配合使用雌激素、雄激素，常用三合激素（孕酮 12.5mg、雌二醇 1.25mg、丙酸睾酮 25mg）2 mL 肌内注射，每日 2 次，血止以后递减至每 3 日一次，共 20 日停药。

抗前列腺素药物：出血期间服用前列腺素合成酶抑制剂，可使子宫内膜剥脱时出血减少。常用氟芬那酸 200mg，每日 3 次。还有吲哚美辛、布洛芬等。

其他止血药：可使用卡巴克络（安络血）和酚磺乙胺（酚磺乙胺）减少血管通透性，也可用氨基己酸、氨甲苯酸（止血芳酸）抑制纤溶酶，有减少出血的辅助作用，可适当选用。

（2）调整月经周期：用性激素止血后继续用药可以控制周期，使无血期延长至 20 日左右，一般连用 3 个周期。

①雌、孕激素序贯疗法：即人工周期。为模拟自然月经周期中卵巢激素的周期性变化，将雌、孕激素序贯应用，使内膜发生相应变化，引起周期性脱落。用于青春期功血或育龄期功血内源性雌激素水平较低者。可用己烯雌酚 1mg（妊马雌酮 0.625mg）于出血第 5 日起，每晚一次，连服 20 日，服药第 11 日起，每日加用孕酮注射液 10mg，肌内注射，停药后 3～7 日内出现撤药性出血。于出血第 5 日重复用药，用药 2～3 个周期后常可自发排卵。

②雌、孕激素合并使用：雌激素使内膜再生修复，孕激素可限制雌激素引起的内膜增生程度，用于育龄期功血内源性雌激素水平较高者。可于出血第 5 日起，服用复方炔诺酮片 1 片，每日一次，连续使用 20 天，停药后 3～7 天内出现撤药性出血，血量较少。可连用 3 个周期。

③后半周期疗法：适用于围绝经期功血。于月经周期后半期服用甲地孕酮 8～10mg/d，连服 10 天以调整月经周期，3 个周期为 1 个疗程。疗效不佳者，可与雌、雄激素合用。

（3）促进排卵：适用于青春期功血和育龄期功血（尤其不孕者）。

①氯米芬（CC）：为甾体化合物，有微弱雌激素作用，可抑制内源性雌激素的负反馈，诱发排卵。适用于体内有一定水平雌激素的功血患者，尤其有生育要求者。方法：于出血第 5 日起，每晚口服 50mg，连续 5 天，并监测排卵。若排卵失败，可重复用药，剂量逐渐增至 100～200mg/d，连用 3 个月，排卵率为 80%。

②绒促性素（hCG）：有类似 LH 作用而诱发排卵。适用于体内 FSH 有一定水平、雌激素中等水平者。B 超监测卵泡发育接近成熟时，肌内注射 hCG 5 000～100 00 U 可以诱

发排卵。

③尿促性素（HMG）：每支含有 FSH 及 LH 各 75 U，出血干净后每日肌内注射 HMG 1～2 支，直至卵泡发育成熟，停用 HMG，加用 hCG 5 000～100 00 U，肌内注射，以提高排卵率。适用于对氯米芬效果不佳，有生育要求者。

④促性腺激素释放激素激动剂（GnRH-a）：先用 GnRH-a 预治疗，再给予 GnRH-a 脉冲治疗，排卵率可达 90%。

3.手术治疗

手术治疗以刮宫术最常用。对围绝经期患者常规刮宫，最好在宫腔镜下行分段诊断性刮宫，既可明确诊断，又可达到止血目的。对青春期功血刮宫应慎重。对年龄超过 40 岁，病理诊断为子宫内膜复杂型增生过长，甚至发展为子宫内膜不典型增生时，可行子宫切除术。对年龄超过 40 岁的顽固性功血，或有子宫切除术禁忌证者，可通过电凝或激光行子宫内膜去除术。

二、排卵性月经失调

排卵性月经失调多发生于生育年龄女性，表现为患者虽有排卵功能，但黄体功能异常。

（一）黄体功能不足

1.病因

由于神经内分泌功能紊乱或某些生理因素，如初潮、分娩后及绝经前，LH/FSH 比率异常造成性腺轴功能紊乱，使月经周期中有卵泡发育及排卵，但黄体期孕激素分泌不足，导致内膜分泌反应不良，有时黄体分泌功能正常，但维持时间短。

2.临床表现

临床表现为月经周期缩短，月经频发。有时月经周期正常，经期延长可达 9～10 日，出血多。由于黄体期短，患者不易受孕或孕早期易流产。

3.诊断

患者月经周期缩短，不孕或早期流产；妇科检查生殖器官无异常；基础体温双相型，但体温升高幅度偏低，高温相维持时间仅 9～10 天即下降子宫内膜显示分泌不良。

4.处理

（1）促进卵泡发育：首选氯米芬，适用于黄体功能不足、增生期过长者；溴隐亭适用于黄体功能不足、催乳激素水平升高者。

（2）黄体功能刺激疗法：选用绒促性素促进和维持黄体功能。于基础体温上升后开始，隔日肌内注射绒促性素 2 000～3 000 U，共 5 次。

（3）黄体功能替代疗法：选用天然孕酮制剂，自排卵后开始每日肌内注射孕酮 10mg，共 10～14 天，可使月经周期正常，血量减少。

（二）子宫内膜不规则脱落

1.病因

由于下丘脑-垂体-卵巢轴调节功能紊乱，引起黄体发育良好，但萎缩不全，内膜持续受孕激素影响，导致内膜不规则脱落。

2.临床表现

月经周期正常，但经期延长，长达 9～10 天，经量增多。

3.诊断

病史和临床表现如上所述；基础体温双相型，但是下降缓慢，历时较长；在月经期第 5～6 日行子宫内膜诊断性刮宫，见到分泌期子宫内膜，与出血、坏死组织混杂共存。

4.处理

（1）孕激素：自下次月经前 10～14 天开始，每日口服甲羟孕酮 10mg。有生育要求者，肌内注射孕酮或口服天然微粒化孕酮，使子宫内膜均转变成为分泌期后同步脱落。

（2）绒促性素：可促进黄体功能，用法同黄体功能不足。

第五节 经前期综合征

经前期综合征（PMS）是指反复发生在经前，影响妇女日常生活和工作，涉及身体和精神两方面的证候群。月经来潮后，症状自然消失。最多见于 30～40 岁的妇女，发生率30%～

40%。值得提出的是，绝大多数女性在经前期都会有生理改变，但只有对日常生活产生了不良影响的才称为 PMS。

一、病因

PMS 的各种症状周期性地发生于排卵周期的晚黄体期。其病因尚不十分清楚，可能与以下因素有关。

（一）精神社会因素

严重的 PMS 都有明显的精神症状。不少学者提出精神社会因素引起身心功能障碍可引起 PMS。患者的精神心理与社会环境因素之间的相互作用参与了 PMS 的发病。

（二）内分泌因素

由于孕激素水平不足，雌激素相对过高，雌孕激素比例失调，引起水钠潴留，从而出现体重增加等征象。

（三）神经类阿片肽

异常神经类阿片肽随月经周期而变化。PMS 女性在黄体后期循环中类阿片肽水平异常下降，表现为内源性类阿片肽撤退症状，影响精神、神经及行为方面的变化，从而引起 PMS。

（四）前列腺素的作用

前列腺素可影响水钠潴留、精神、行为、体温调节及许多 PMS 的有关症状。前列腺素合成抑制药能改善 PMS 的身体征状。

（五）维生素 B_6 缺陷

维生素 B_6 缺陷可能也是造成 PMS 的原因之一。

二、临床表现

临床表现为周期性发生的系列异常征象。多见于 25～45 岁女性。常因家庭、工作等问题而激发。典型的 PMS 症状常在经前 1 周开始，逐渐加重，至月经前 2～3 天最为严重。月经开始后突然消失，也有的要持续至月经的第 3～4 天。

PMS 症状严重程度不一，可分为两类。①精神症状：如焦虑、抑郁、失眠、健忘、易怒不能自制等。②身体征状：包括水钠潴留、疼痛（如经前头痛、乳房胀痛、盆腔痛、肠痉挛性疼痛等）和低血糖症状（如食欲增加、喜甜食等）。

三、诊断

经前期综合征既没有能供诊断的特定病征，也没有特殊的实验室诊断指标。诊断的基本要素是确定经前症状的严重性，以及月经来潮后缓解的情况。不在经前发生的症状不属于 PMS。根据在经前期周期性出现的典型症状，可以作出诊断。但需要与轻度精神病及心、肝、肾等疾病引起的水肿鉴别。

四、治疗

（一）精神治疗

首先应予以心理安慰与疏导，帮助患者调整心理状态，认识疾病和建立勇气及自信心，使之精神松弛，重新控制生活。

（二）饮食

不良的饮食结构会加重 PMS 的症状。在经前有症状时摄入高糖类和低蛋白饮食、限制盐和咖啡、补充维生素和微量元素，有助于改善 PMS 的症状。

（三）药物治疗

药物治疗适用于一般治疗无效的患者。

1.性激素

（1）孕激素：长期以来一直使用孕激素作为治疗 PMS 的药物，但是，近年来的一些较大规模的研究并没有证实其有效性，可能在将来会废弃这种治疗方式。

（2）口服避孕药：虽然有用口服避孕药治疗 PMS，但是其有效性同样不能确定，甚至有研究认为该药会加重 PMS 的症状。

2.抗抑郁药

用 5-羟色胺类的抗抑郁药，如氟西汀、氯丙咪嗪等，能有效减轻 PMS 的精神症状和行为改变。于黄体期用药，20mg，1～2 次/天，不超过 3 个周期。

3.抗焦虑药

适用于有明显焦虑及易怒的 PMS 患者。阿普唑仑就是一种效果良好的抗焦虑药物，经前开始应用，0.25mg，2～3 次/天，逐渐递增，每天 4mg 为最大量，一直用到月经来潮的第 2～3 天。

4.溴隐亭

对乳房胀痛伴高泌乳素血症者，在后半周期给予溴隐亭 1.25～2.5mg 口服，可使 90% 患者症状缓解。

5.维生素 B_6

维生素 B_6 可调节自主神经系统与下丘脑-垂体-卵巢轴的关系，还可抑制泌乳素的合成。口服 100mg/d 可改善症状，不可过量服用。

6.螺内酯（安体舒通）

螺内酯是一种醛固酮受体拮抗药，具有利尿和抑制血管紧张素功能的作用，可以减轻水钠潴留症状，对精神症状也有效。

（四）手术治疗

适用于药物治疗无效、年龄较大的女性，用手术或放疗的方法消除卵巢的功能，造成人为的绝经。这种方法能够成功地治疗顽固性 PMS，但这是最后治疗手段的选择。

第四章 老年病科疾病

第一节 老年阵发性室上性心动过速

室上性心动过速（室上速）的经典定义是起源希氏束分叉以上的心动过速。近年来电生理研究证明许多 QRS 波群不宽的心动过速是以心房、房室结-希氏束径路、心室和房室副束的环行运动为基础，因此新的定义是指起源部位和传导路径不局限于心室的心动过速，室上速是最常见的心律失常类型之一，在老年人群中发生较青年人、中年人普遍，并且老年人机体衰老和常伴有器质性心脏病。因此，老年人室上速的诊断和治疗具有其特殊性。

一、老年人室上速的临床流行病学

室上速在老年人群中较为常见，在老年心律失常中男性室上速发生率约为 50%，与女性无差别。有文献报道，在房室结折返性心动过速（AVNRT）的男女比例上，老年组的男性居多，而非老年组则以女性居多，导致这一电生理基础尚未完全清楚。老年人室上速的发病率与年龄有关，一般随年龄增加而增高，女性尤为显著。流行病学调查显示，83%老年患者伴有器质性心脏病变，常见有冠心病、高血压、心脏病、心肌病等。老年女性室上速常与消瘦、使用洋地黄、心电图 ST-T 异常、左心房增大、颈总动脉壁增厚及肺活量降低明显相关。老年男性室上速常与使用β受体阻滞剂，心电图 ST 段压低持续时间超过 60 秒以及超声心动图显示左心室重量增加明显相关。众多流行病学资料显示，与老年女性室上速发生相关的因素常与老年男性室上速发生不相关，反之亦然。老年人室上速与老年痴呆不相关，并与老年人远期心脑血管意外无明显的相关性。

二、老年人室上速的病因与发病机制

1.病因

老年人常于 24h 动态心电图检查时显示有室上速短暂发作，但可不伴有器质性心脏病。

在中、青年人可以引起室上速的病因都可发生于老年人。各种病因的心脏病均能伴发室上速，如风湿性心脏病、冠心病、高血压心脏病、心肌病、慢性肺病、二尖瓣脱垂，各种先天性心脏病和甲状腺功能亢进性心脏病等。低血钾、低血镁等电解质异常是室上速的重要促发因素。老龄过程中易发生心脏解剖病理性变化，如窦房结、结间束和房室结及其周围区域的胶原纤维和弹性纤维局灶性增厚和脂肪浸润。此种变化从 60 岁开始，进展缓慢而持久，与冠状动脉疾病无关。老年人心房病理学改变，如炎症、退行性病变、纤维化或缺血等，也是室上速发生的病理基础。心房缺血的主要原因是窦房结动脉或其发源动脉的动脉粥样硬化，并且，老年人随年龄的增加，迷走张力增高、压力反射和化学反射的反应性下降，对心率的反射性控制减弱。另外，老年人对药物的耐受性较低，在药物治疗中比年轻人容易发生毒性反应，洋地黄中毒所致的室上速多伴有房室传导阻滞，利尿药可因电解质平衡失调而导致室上速，咖啡或乙醇对某些敏感的老年人也可刺激室上速发生。

2.发生机制

主要是房室折返性心动过速（AVRT）、AVNRT。

三、老年人室上速经导管射频消融治疗

老年阵发性室上速持续时间较长，频率快时可诱发心绞痛、心力衰竭、低血压、休克，部分患者可危及生命，如行经导管射频消融治疗（RFCA）使其根治，可挽救患者的生命。

而且 RFCA 治疗老年室上速安全有效。由于老年人常存在动脉硬化，血管常有扭曲样改变，故在操作时应防止导管损伤血管而形成夹层、血管破裂或粥样斑块脱落。老年患者可能存在心脏传导系统的退行性变，在行房室结改良术时，关键是预防房室传导阻滞的发生，故宜以较低的能量开始消融，观察消融的反应后再逐步增加能量。对左侧旁道的消融，大头导管应操作轻柔，注意其走向，防止进入左右冠状动脉口及造成主动脉瓣损伤。对左后间隔定位，最好采用 RA030 与 LA045 相结合，以防止大头导管指向希氏束，消融时造成希氏束的损伤，消融时最好于 3s 内出现旁道功能阻断征象后再继续消融。老年患者常存在高凝状态，应注意抗血小板和抗凝治疗。

第二节 老年急性心肌梗死的心律失常并发症

急性心肌梗死（AMI）是老年人常见的危重心血管疾病之一。随着年龄增长，患病率明显增高，根据北京地区统计资料说明＜60 岁患者男性占 70%左右；＞60 岁特别是 70 岁以上高龄，女性患者明显增多，与国外报道相似。如比利时鲁汶大学医学院住心脏加强治疗病房（CCU）AMI 患者的性别分析＜65 岁组 1176 人中男/女比例为 5.46；＞80 岁组 88 人中男/女比例则为 0.9%。老年 AMI 患者的临床症状表现多不明显，有的报道无痛性 AMI 可达 30%。另外，老年人易合并多种疾病，故症状常不典型，再次梗死病例较多，临床多合并心律失常。自从建立 CCU 病房以来，心电图连续监测老年 AMI 患者，在发病后 6h 内几乎都有各种类型的心律失常出现，最常见的如窦性心动过缓、各种期前收缩（房性、室性）、阵发性心动过速（室上性、室性）、房室传导阻滞等。临床上习惯把 AMI 所致的心律失常分为非致命（也称不危及生命）的及致命的心律失常两大类。前者约占 70%，后者约占 30%，致命的心律失常又可分为心动过速与过缓两型。致命的心律失常指的是一旦发生极可能导致猝死。

一、老年 AMI 合并危及生命的快速型心律失常

大多为持久阵发性室性心动过速（室速）、心室扑动及心室颤动，后者往往是猝死的主要病因，根据电生理不同的原因临床上把持续性室速分以下 3 型：①阵发性室速；②加速室速；③扭转型室速。后两者少见。文献报道阵发性室速发生在 AMI 后 12h 内约占总数71%。根据北京某心血管病医院报道，室速发作时的频率在 150～200 次/min 者占 70%；＞200 次/min 者易出现心室颤动，发生率为 30%。室速常有症状如心慌、气短、肢凉、低血压休克、心功能不全症状加重及阿-斯综合征等，应尽快处理。首选利多卡因或普罗帕酮静脉注射，前者 50mg/次，后者 35mg/次，溶于 20mL 氯化钠溶液缓慢注射，如心率未见减慢可每 5～15min 重复，30min 内总量利多卡因不超过 300mg（老人适当减量）；普罗帕酮

<140mg，如有效可继续静脉滴注维持。一旦室速（室早）消失可改为口服维持量以巩固疗效。上述两药治疗效果如不满意可结合老年患者具体情况改服胺碘酮、氟卡尼、莫雷西嗪等药，如心率持续不低于 160 次/min 并出现低血压、休克、心功能障碍时仍应考虑直流电同步转复，处理时应更加谨慎，防止并发症，近年来报道Ic 类如恩卡尼、氟卡尼治疗室早较Ia 类丙吡胺及其他I类药莫雷西嗪优越，前二者有效率分别为 79%及 83%；后两种药疗效分别为 52%及 66%。但这些药物仍各有其不良反应。根据心律失常抑制试验 CAST 的研究显示，AMI 后有潜在危险的室性心律失常应用Ic 类药物如恩卡尼、氟卡尼治疗组的病死率反较安慰剂高，因此，认为Ic 类药物也不宜作为理想的首选药。另外，在对 1000 例室性心律失常病例进行药物治疗的观察中，发现奎尼丁治疗的 502 例其病死率较其他Ia 类抗心律失常药如普鲁卡因胺、丙吡胺等药致心律失常及病死率高，故 Morganroth 及 Goin 认为该药治疗老年患者更应慎重。

二、危及生命的缓慢型心律失常

主要有三度房室传导阻滞及三束支阻滞、室性停搏（心搏骤停）等都可导致猝死。心率低于 35 次/min 就应加以警惕。房室传导阻滞是老年 AMI 较常见的危及生命的心律失常之一。北京地区冠心病协作组曾对 1293 例 AMI 病例分析，发现在发病后 8 周内的发生率为 13.4%，多见于老年下壁心肌梗死，大多在发病后 72h 发生，阻滞部位可发生在房室结、希氏束内或希氏束以下，主要病因有：①缺血性病理损伤；②迷走神经张力增高（下壁心梗）；③细胞内低钾，房室结局部钾离子浓度增高等因素有关。临床表现为心率缓慢、头晕、视物模糊、恶心、呕吐、昏厥、低血压或休克甚至发生阿-斯综合征。心率若维持在 45 次/min 以上且无症状者可不必急于处理，但仍应严密观察病情变化。

如需用异丙肾上腺素静脉滴注提高心率，应注意保持患者发病前基础心率，勿提高过度，否则易出现心悸不适症状。异丙肾上腺素静脉滴注有增加心肌耗氧量不良后果，故对老年患者更需警惕。其他如阿托品、山莨菪碱静脉注射或口服，剂量及方法如前。氢化可的松对缓解病情虽有一定帮助，但由于静脉注射氢化可的松后对老人有增高血压、血糖及感染等不良反应，应尽量避免。经上述处理如仍不能维持理想心率和血压，一旦出现昏厥，心率低于 30 次/min 时应及时安置心脏起搏器。

第三节　老年钙化性心脏瓣膜病

老年钙化性心脏瓣膜病是一种随增龄而增加的瓣膜老化、退行性变和钙质沉积所致的老年心脏瓣膜性疾病。其病变进展缓慢，但随着病变程度的加重，心肌受累范围逐步扩大，可引起瓣膜的狭窄和关闭不全，临床上以主动脉瓣和二尖瓣及瓣环最常受累。它是引起老年人充血性心力衰竭、心律失常、传导功能障碍、晕厥和猝死的重要原因之一，也是老年人最常见的心脏瓣膜病。病理表现有硬化、钙化及黏液样变性等三种形式，主要有钙化性主动脉瓣狭窄、二尖瓣环钙化及两者同时存在的联合瓣膜钙化等类型，若本病同时合并冠状动脉、乳头肌及传导系统的钙化，称为老年心脏钙化综合征。尸检表明，钙化性主动脉瓣膜狭窄和（或）二尖瓣环钙化的检出率随增龄而增加，＞50 岁占 10%，＞70 岁占 30%，＞80 岁达 75%，＞90 岁为 100%。国外老年人尸检检出率为 60%～80%，超声检出率为 74%。国内尸检检出率为 46.1%，超声检出率为 38.8%～60.2%。钙化性主动脉瓣狭窄男性多于女性（4∶1），而二尖瓣环钙化则女性多于男性（4∶1）。由于本病可引起心力衰竭、晕厥、心律失常及猝死，是威胁老年人生命的重要心脏病。

一、病因

本病病因不明。长期以来认为本病是老年人的退行性改变，近年来认为它与多种疾病有关。

1.动力学因素

本病主要累及承受压力最高的左心瓣膜（主动脉瓣、二尖瓣），其中又以主动脉瓣的主动脉面和二尖瓣的心室面最明显。二尖瓣置换术后，由于腱索与瓣叶的缓冲作用消失，左室收缩压全部集中于瓣环，术后 44 个月发生二尖瓣环钙化，严重钙化往往发生于 100 个月后。这说明长期血流动力学的冲击对瓣膜及其支架的影响是引起瓣膜钙化的重要因素。

2.高血压

本病约有 20%～50%患者伴有高血压，体循环高压无疑加重了左心瓣膜损害，诱发或加重了心瓣膜的钙化。

3.高龄

尸检发现，>50 岁者本病检出率为 10%；>70 岁者为 30%；>80 岁者为 75%；>90 岁者为 100%，老年前期未见主动脉瓣和二尖瓣环钙化，>70 岁人群则明显增加，说明本病的发病率、受累范围和程度随增龄而增加，尤以高龄最明显。因此，高龄是本病的一个发病因素。

4.糖代谢异常

本病在糖尿病和变形性骨炎患者中发病率较高，改善糖代谢可减轻瓣膜钙化程度，说明糖代谢异常在本病发病中起一定作用。

5.骨质脱钙

有学者测定老年人椎骨的矿物质代谢对主动脉瓣和二尖瓣病变的影响，发现二尖瓣环沉积的钙盐主要来源椎骨的脱钙，主动脉瓣钙化也有类似情况。因此，骨质脱钙，异位地沉积于瓣膜及瓣环是导致本病发生的原因之一。

6.其他易患因素

如高脂血症、二尖瓣脱垂及慢性肾功能不全等疾病，都可能是促使本病发生发展的因素。

二、病理

（一）钙化性主动脉瓣狭窄

钙化性心瓣膜病可累及心脏各个瓣膜，但以主动脉瓣多见（91%）、二尖瓣次之（18%）、三尖瓣及肺动脉瓣最少（3%）。在生命过程中，主动脉瓣长期承受较大压力的冲击，容易发生退行性变和钙化。钙质一般先沿主动脉瓣环沉积，然后沿纤维层向瓣叶扩展，以无冠瓣和右冠瓣受累明显。瓣膜的主动脉面可出现针尖至米粒大小的钙化灶，重者钙化斑块填塞瓦氏窦，这些病变可使瓣叶增厚、变硬、活动受限，是导致主动脉瓣狭窄的重要原因。

与风湿性心脏病截然不同，本病瓣膜的闭合缘无粘连和融合，即使钙化病变严重，瓣膜仍可活动，狭窄程度一般不重。约有 1/4 患者伴有主动脉瓣关闭不全，提示主动脉瓣钙化程度严重。钙质沉积向下延伸到纤维三角，当肌部和膜部室间隔交界处出现钙化沉积时，可累及希氏束，可使 1/3 的患者发生不同程度的房室或室内传导阻滞。在高龄老年人中，容易发生主动脉瓣和二尖瓣环的联合钙化（占 26.2%）。

（二）二尖瓣环钙化

二尖瓣环是一种纤维肌性结构，为二尖瓣叶的附着点，系心脏纤维支架的一部分。以往认为二尖瓣环钙化多位于二尖瓣环后部，也可在二尖瓣环前部，甚至整个瓣环。近年来认为钙化主要累及二尖瓣环下的前方及后方，而不是真正的瓣环处，因而称之为二尖瓣环区域钙化。由于二尖瓣后叶所承受的收缩压力较前叶大，二尖瓣环钙化主要波及二尖瓣后叶及其基底部的心室面。二尖瓣环钙化的程度不一，轻者仅表现为二尖瓣后叶心室面斑点状或小结节状钙化灶，不影响二尖瓣和左室的解剖结构。随着病变加重，后叶扭曲变形，向心房侧移位；瓣环下的钙化组织相互融合，瓣环固定而失去正常的括约肌作用。一方面瓣环不能随心室收缩而缩小，引起左室变形；另一方面，瓣环固定不能随心室收缩和舒张而缩小和扩张，导致二尖瓣关闭不全和（或）狭窄。当本病瓣膜改变以二尖瓣关闭不全为主，可引起血流动力学障碍；由于本病瓣膜闭合缘不发生粘连和融合，二尖瓣狭窄是相对性的，一般不导致血流动力学改变。一旦发生二尖瓣狭窄，提示二尖瓣环钙化病变严重。希氏束邻近于二尖瓣环，当二尖瓣环钙化时，可使房室束和左束支起始部扭曲，引起不同程度的房室传导阻滞和室内传导阻滞，其发生率明显高于钙化性主动脉瓣狭窄。二尖瓣环钙化伴传导阻滞，说明钙化病变范围广泛，病变程度严重，往往须安装心脏起搏器。

三、临床表现

（一）钙化性主动脉瓣狭窄

1.症状

本病进展缓慢，无症状的亚临床期可长达几十年，常因健康检查或其他疾病就诊时被发现。一旦进入临床期，平均病程为3～4年，提示病变较严重。中青年主动脉瓣狭窄患者最常见的症状是心绞痛，而老年患者则以心力衰竭症状多见。临床上可有心悸、气短、劳力性呼吸困难、胸闷、心绞痛等表现，约15%患者可有头痛、头晕和昏厥等脑供血不足症状。昏厥往往是主动脉瓣狭窄所致。约15%患者可发生猝死。部分患者可同时患有右结肠血管病变引起下消化道出血。

半数患者合并有高血压病、冠心病及糖尿病，三者促进病变发展，难以明确症状由何种疾病所致，容易使本病漏诊和误诊。

2.体征

60%～90%主动脉瓣狭窄患者心底部有收缩期杂音，类似音乐样，较柔和，可向颈部、胸骨左缘或心尖部传导，主动脉第二音减弱或消失。部分患者的杂音主要在心尖部听到，而不是在心底部（Gallavardin 效应），向腋中线传导，而不向颈部传导。因此，本病心脏杂音并非局限于病变瓣膜听诊区，杂音特征性也不强，对鉴别诊断意义不大，杂音仅作为提示本病的一个线索。很少出现舒张期叹气样杂音（4%），一旦出现，表明主动脉瓣钙化性病变严重。心力衰竭者可听到奔马律。

3.辅助检查

（1）心电图：可以正常，也可有左室肥大。1/3 患者有传导障碍，常见是左前半阻滞，左束支阻滞及不同程度房室传导阻滞。老年人主动脉瓣狭窄患者心房颤动发生率明显高于中青年人。

（2）X 线：重者在侧位胸片上可见到扩张的升主动脉和主动脉瓣区钙化，胸透检出主动脉钙化较胸片敏感。

（3）超声：超声检查是目前诊断本病的基本手段和重要依据。M 型超声可见瓣膜反光曲线增强、运动受限，或瓣膜关闭异常等现象。B 超可见瓣膜增厚或钙化、左房回声减弱、瓣膜开放受阻或关闭线裂隙现象，有时可见瓣膜附着系统回声增强和结构粗糙，主动脉瓣口面积<1.5cm² 和跨瓣压差>2.1kPa（16mmHg），提示主动脉瓣狭窄。多数患者伴有不同程度的左房增大、二尖瓣前叶 EF 斜率缓慢等左室顺应性减退改变，以及主动脉根部增宽、运动僵直等主动脉硬化改变。因此，本病与心脏老化的其他指标并存是其特点之一。

（二）二尖瓣环钙化

1.症状与体征

通常多数患者无症状，只是偶然发现。少数患者发生的症状往往是二尖瓣功能紊乱和心律失常所致。二尖瓣功能紊乱主要是二尖瓣关闭不全，这是老年人二尖瓣反流最重要的原因。心尖区可闻及收缩期杂音（35%～100%），瓣膜变形者收缩期杂音检出率比无瓣膜变形者高3倍。一旦发生二尖瓣狭窄，提示二尖瓣环钙化病变严重。老年人心尖区听到舒张期杂音，其90%是二尖瓣环钙化所致。二尖瓣关闭不全和狭窄可引起左房扩大、左室肥厚，最后发生心力衰竭。二尖瓣环钙化可损害传导系统，67.4%～72.2%患者表现为不同程度的房室传导阻滞及束支阻滞。这是老年人严重传导障碍的最常见原因，远远高于冠心病。在一组80例病例中，合并房室传导阻滞者占41%，其中21例安装心脏起搏器。二尖瓣反流引起左房压升高和左房扩大，容易发生房性心律失常（心房颤动、房扑等）。

2.辅助检查

（1）心电图：心律失常颇常见，以房性期前收缩、心房颤动、房扑等房性心律失常多见（80%），房室传导阻滞和左右束支阻滞次之（67.4%～72.1%）；可有病窦及左室左房扩大等改变。

（2）高千伏胸片或荧光透视：高千伏胸片或荧光透视显示二尖瓣区"J"形或"V"形钙化灶，但不能准确定位和确定瓣膜病变的范围。

（3）超声：超声诊断本病的敏感性为70%，特异性也较高，成为目前诊断本病的主要依据。超声不仅可探测较小的钙化斑点，还能了解瓣膜周围钙化与左室后壁、室间隔、主动脉及二尖瓣的相互关系。常常在二尖瓣叶之后，左室后壁前方，有一异常宽而反映强烈的回声带，EF斜率减慢；二维扇形扫描可见房室交界处前方有一反映强烈的回声带，与左室后壁同向运动。

（4）CT：有报道对超声未能检出的早期钙化性心瓣膜病，CT可提高检出率，其敏感性和特异性均高于超声。

（三）并发症

1.栓塞

本病可使脑卒中的危险性成倍增加，目前认为它是一种独立的危险因素。栓子来源以下几种情况：①钙化结节蚀损心内膜形成血栓；②钙化环游离的钙质碎片脱落；③左房扩大和心房颤动可引起左房内形成血栓；④并发感染性心内膜炎的赘生物脱落。上述栓子脱落引起体循环栓塞，以脑栓塞、视网膜动脉栓塞及冠状动脉栓塞多见，但临床症状轻微，尸检证实为亚临床发作，值得重视。

2.感染性心内膜炎

钙质蚀损的心内膜或心瓣膜，可成为感染性心内膜炎的好发部位是本病的一种潜在并发症。因此，患者进行牙科处理等诊疗操作时，应用抗生素预防。

四、诊断

本病因缺乏特征性临床表现，轻中度患者常无症状与体征，甚至无杂音，故早期诊断颇困难。医务人员对本病认识不足和年龄大者易偏于冠心病的诊断，导致本病漏诊误诊率高。

对于老年患者，若无风湿性心脏病史，临床上有主动脉瓣收缩期杂音或伴有舒张期杂音，心尖区有收缩期杂音或伴有舒张期杂音，同时存在房室及室内传导阻滞者，首先考虑本病的可能，应做超声、胸部 X 线等检查，以确定诊断。在鉴别诊断方面，须与风湿性和黏液样变性心瓣膜病相区别。在老年人主动脉瓣狭窄中，80%～90%是本病所致，10%～20%由风湿性心脏病和先天性主动脉瓣畸形引起。老年人即使有风湿热病史，亦不是直接的单纯性主动脉狭窄的病因。

五、治疗

1.内科治疗

（1）控制易患因素：积极治疗高血压、高血脂、高血糖等易患因素，有利于延缓本病的发生与发展。

（2）防治并发症：一旦发生心力衰竭、心律失常、动脉栓塞及感染性心内膜炎等并发症，应根据老年人的特点进行相应的治疗。

心力衰竭宜用洋地黄和利尿剂治疗，减轻后负荷的方法只用于无二尖瓣狭窄的患者。房室传导阻滞伴心率缓慢者，常须安装心脏起搏器。

（3）药物治疗：目前本病病因不明，尚无有效药物治疗。有学者试用钙通道阻滞剂来阻断钙在血管壁的沉积。硫酸软骨素 A（3～6g/d）可阻止钙沉积于结缔组织。

2.手术治疗

老年人钙化性主动脉瓣狭窄如瓣面积≤0.75cm²、跨瓣压差≥6.7kPa（50mmHg）、射血分数<0.5 和频发晕厥与心绞痛者，应进行主动脉瓣置换术。

目前认为该手术的危险性较小（病死率为 3.6%），长期随访预后较好（5 年病死率降低 1 倍）。

3.球囊瓣膜成形术（PBAV）

PBAV 是一种重要的非手术介入治疗手段，其操作简单，无须开胸，费用低，患者易于接受，适合于不宜手术治疗的老年患者。

对老年人钙化性主动脉瓣狭窄也可行球囊扩张成形术，近期疗效好（跨瓣压差降低 1 倍），但可发生再狭窄。

第四节　老年风湿性心脏病

一、病因病机

（一）病因

1.感受湿邪

因居处潮湿、涉水冒雨、气候剧变、冷热交替等原因，致使风寒湿邪乘虚侵袭人体，注于经络，留于关节，犯及血脉，伤及于心而致本病。

2.感受风热之邪

感受风热之邪与湿相并，而致风湿热合邪为患，风寒湿痹郁久化热，亦可成为风湿热合邪累及心脏而致本病。

3.劳倦过度

耗伤正气，机体防御功能低下，或劳后汗出当风，或汗后入水中，邪气均可乘虚入侵。

4.素体虚弱

病后、产后气血不足，腠理空疏，卫外不固，均易招致外邪乘虚而入。

当其发病之后，由于素体及原始病因的不同，疾病先后阶段的演变发展，可以表现为多种病理变化及不同证候，必须辨证论治。

（二）病机

1.病理变化

病理变化主要为心、肺、脾、肾的气血阴阳亏虚。

病变初期以心脏之气血阴阳亏虚的证候变化为主，进而由于心脉瘀阻加重，可累及肺脾、肾三脏。

从虚实看，风湿性心脏病无论是心脏本身病变，还是他脏影响，总不外虚实两个方面。虚指气血阴阳之亏虚，实乃痰饮、血瘀。心气虚、心阳虚，均可因心气不足，鼓动无力，导致心脉瘀阻而致血瘀，进而可引起肺气壅塞、宣降失司；心阳虚累及脾肾，脾肾阳虚，水湿内停，凌心射肺，而致心肺循环障碍，则出现血瘀水阻之候。水饮久停，阳气乃伤，淤血不散，新血难生，又可致心阳、心血更虚。

从阴阳看，久病心阴亏耗，易致阴虚阳亢，阴阳失衡，气血逆乱，血菀脑络；阴损及阳，可导致心阳欲脱之危候。

2.病理因素

病理因素为血瘀、痰饮，两者可以相互转化、并见。早期主要是风寒湿热邪侵袭机体后，走窜经络，流注关节，袭于心脏，使关节与心脏俱病；慢性期主要是外邪由血脉内舍于心，耗伤气血而致风湿未祛而正气损伤，痰瘀互阻；后期不仅气耗阴伤，且阴阳俱虚，痰瘀水湿均呈现。在整个病程中，应重视血瘀这一病机特点，且血瘀可贯穿风湿性心脏病的各个阶段，尤其是疾病晚期。

3.病理转归

久病气血阴阳亏虚可见心脉瘀阻的病理转归。

本病初起，患者主要表现为风寒湿热之邪外侵引起的关节肿痛、恶寒发热等症状。若邪气内传，内舍于心，则可出现心悸、气促等症状。瓣膜病变形成之后，多表现为气虚血少、心脉不畅之证，心悸、气短等症状日渐加重，并可出现下肢水肿。日久，心血瘀滞，肺气壅塞，可出现两颧紫红、唇甲青紫，甚至咯血等淤血见证。后期病情加重，常发展为心肾阳虚，血瘀水阻之证，面唇青紫、心悸气喘、倚息不得卧、肝大腹腔积液，甚至全身水肿；若未能及时控制，可演变为心阳虚脱之危候。

二、辨证论治

（一）辨证要点

1.辨清病理性质

掌握气血阴阳的亏虚，标实与本虚的主次，予以益气、养血、滋阴、温阳。

2.区别病理因素

标实为主者，分清淤血、痰饮的主次、兼夹，予以活血、化痰。

3.审察脏腑病机

本虚为主者，鉴别心、肺、脾、肾的重点，予以养心、润肺、健脾、补肾。

（二）治疗原则

本病的治疗以发作期治标、缓解期治本为原则。发作时以祛邪、活血、利水消肿为主；缓解期以扶正固本、补心，兼顾补肺、补脾、补肾为主。

（三）分证治疗

1.复感风湿，内舍于心证

证候：发热，微恶风寒，头痛而重，关节肿痛，呼吸迫促，心悸自汗，胸闷烦乱。舌质红，苔腻，脉细滑数。

治法：祛风利湿，清热宁心。

例方：防己黄芪汤化裁。此方益气祛风，健脾利水。主治表虚不固之风水或风湿证。

常用药：防己、炙黄芪、苍术、白术、北防风、全当归、京赤芍生白芍、黄柏、净连翘、金银花、茯苓、川桂枝、石膏。

加减：高热不退者，加大青叶以解毒清热；皮肤出现红斑、关节红肿者，可加牡丹皮、栀子、茜草以清热凉血而和营；出现结节性红斑者，尚须加三棱、莪术以化瘀散结。

2.气虚血少，心脉不畅证

证候：心悸气短，头晕目眩，面色无华，夜寐不宁，或下肢水肿。舌质淡无苔，脉细弱或结代。

治法：益气养心，补血复脉。

例方：炙甘草汤化裁。此方益气滋阴，通阳复脉。主治虚劳肺痿，心脉失养证。

常用药：炙甘草、细生地黄、麦冬、阿胶、云茯苓、白术、川桂枝、党参、五味子。

加减：心悸重者，可加柏子仁、生龙牡；夜寐不宁重者，可加夜交藤、酸枣仁，以养心安神。

3.心血瘀滞，肺气壅塞证

证候：两颧紫红，唇甲青紫，心悸怔忡，咳嗽喘促，甚则咯血。舌质青紫或见瘀斑，脉细数或结代。

治法：活血化瘀，宣肺平喘。

例方：桃红饮化裁。此方化瘀通痹。主治败血入络之痹证。

常用药：净桃仁、红花、广郁金、苦桔梗、光杏仁、苏子、白茅根、茜草。

加减：咳喘甚而有痰者，可加桑白皮、贝母，以祛痰宣肺平喘；咯血者，可加参三七，以散瘀止血。

4.心肾阳虚，血瘀水阻证

证候：面唇青紫，心悸怔忡，喘咳倚息动则加剧，畏寒肢冷，全身水肿或有腹腔积液。舌淡苔薄或见瘀斑，脉沉细或结代。

治法：温阳化瘀，利水消肿。

例方：真武汤化裁。此方温阳利水。主治阳虚水泛证。

常用药：熟附子、桂心、紫丹参、京赤芍、茯苓、白术、川厚朴、酸枣仁、净桃仁、红花。

加减：喘息不得卧、自汗者，可加人参、五味子、煅龙骨、牡蛎以益气敛汗固脱；心悸烦躁、喘息不得卧、大汗出、四肢厥冷、尿少、水肿显著者，此为阳虚欲脱之危候，当改用参附汤加服黑锡丹以急救回阳。

临床应用上列 4 方治疗 60 例风湿性心脏病患者，疗效以祛风利湿，清热宁心方和益气养心，补血复脉方最优；活血化瘀，宣肺平喘方稍次；温阳化瘀，利水消肿方较逊，表明病程较短、标实为主证的疗效较显，而病程较长，本虚为主证的改善稍次。

三、其他疗法

（一）单方、验方

（1）万年青：含有强心苷，作用与洋地黄相似，但作用比洋地黄大 3 倍，蓄积作用较强。临床常用新鲜万年青，日服 15～30g，分 2 次煎服，使心率降低到每分钟 80 次左右，再将剂量减半。

（2）夹竹桃：含有甲、乙两种夹竹桃素，本药具有强心苷作用。第一、第二日内每日服 0.3～0.6g，以后改用日服 0.1g 维持量。

（3）鲜老茶树根：60g 水煎服，米酒为引，温服，每日 1 剂。

（4）灵芝：含多糖、单糖、氨基酸、内酯香豆精、微量蛋白质等，有明显的强心作用，每次 30～60g，每日 1～2 次。

（5）蟋蟀（或蝼蛄）：蟋蟀粉 0.6～0.9g，沉香粉 0.6g，琥珀粉 0.9g，和匀吞服，每日 2～3 次，具有强心消肿的功用。

（二）中成药

（1）生脉散：由人参、麦冬、五味子组成，对升高血压、抗休克及改善四肢末梢循环有一定疗效。可口服、静脉注射或静脉滴注。

（2）枳实注射液：本药具有升压、强心、增加心、脑、肾血流和利尿等作用，临床用于心力衰竭及休克。

（三）食疗

（1）苡仁海带鸡蛋汤：海带 20g，薏苡仁 20g，鸡蛋 2 个，食油、味精、盐、胡椒粉适量。海带洗净切条，薏苡仁洗净，一起放入高压锅内，加水将海带、薏苡仁炖至极烂。铁锅置旺火上，放入食油，将打匀的鸡蛋炒熟，立即将海带、薏苡仁连汤倒入，加盐、胡椒粉适量，炖煮片刻即可。佐餐食用，功效强心利尿。

（2）母鸡白鸽炖冬瓜：母鸡、白鸽各 1 只，大冬瓜 1 个，红参、葵花瓣、远志各 9g，朱砂 1.5g，炒酸枣仁 30g，玉竹 15g。母鸡、白鸽宰杀去毛，除去肠、胆，留五脏；冬瓜从顶部切开挖去瓤。将白鸽装于母鸡肚中，各味中药用纱布包好，也一起放入大冬瓜内，加水，把切开的冬瓜对齐盖上，用黄泥把冬瓜封闭，放入点燃的谷糠内煨 24h。取出瓜内之物，吃肉喝汤。功效养血宁心。

（3）玉竹猪心：玉竹 50g，猪心 100g。将玉竹洗净、切段，用水稍润，煎煮 2 次，收取煎液约 1500mL。猪心剖开，洗净，与药液、生葱、花椒同置锅内，煮熟捞起，撇净浮沫，在锅内加卤汁适量，放入食盐、白糖、味精和香油，加热成浓汁，将其均匀涂在猪心内外。每日 2 次，佐餐食用。适用于风湿性心脏病阴血不足，心律不齐者。

（4）桑椹糖：干桑椹 200g，白砂糖 500g。将白砂糖放入砂锅内，加少许水用小火煎熬至较稠时，加入干桑椹碎末，搅匀，再继续熬至用铲挑起即成丝状而不黏手时停火，将糖倒在表面涂过食用油的大搪瓷盘中，待稍冷，把糖分切成小块，随量服食。适用于风湿性心脏病肝肾阴虚，症见心悸怔忡、头晕目眩、视物模糊、便秘。

（5）梅花粥：梅花 5～10g，粳米 50～100g。粳米淘洗干净，加水煮粥，待粥熬至半熟时，加入梅花、少许白砂糖同煮为粥。早餐服用，每日 1 次，连服 7 日。适用于风湿性心脏病肝郁气滞，症见胸闷疼痛、心悸气短。

四、常用药

（一）胃肠血瘀，半夏、当归活血祛瘀，化痰止呕

半夏味辛，性温。有毒。归脾、胃、肺经。具有燥湿化痰、降逆止呕、消痞散结的功效，生用外治痈肿痰核。药理研究表明，半夏含有生物碱、古甾酸、多糖、氨基酸、挥发

油、半夏蛋白及无机元素等多种成分。药效学和临床研究已证明半夏有确切的祛痰和抗心律失常、降压、阻止或延缓高脂血症形成的作用。

当归味甘、辛，性温。具有补血和血、调经止痛、润燥滑肠的作用。当归有较强的抗凝血和抗血栓作用，当归多糖可显著延长凝血时间，显著延长凝血酶时间和活化部分凝血活酶时间，其抗凝血作用主要是影响内源性凝血系统。

半夏、当归合用，具有活血化痰祛瘀的作用，可用于风湿性心脏病痰瘀同证。

（二）肠道秘结，瓜蒌、红花活血化痰，润肠通便

瓜蒌味甘，性寒。归肺、胃、大肠经。具有清热化痰、宽胸散结、润肠通便的作用。瓜蒌广泛应用于临床各科，尤其是心血管疾病。《本草思辨录》言："瓜楼实之长，在导痰浊下行，故结胸胸痹，非此不治。"现有研究证明，瓜蒌对心血管疾病具有较好的治疗作用，瓜蒌皮、子、仁等在给药量极低时就能显著增加离体豚鼠心脏冠脉流量，作用强度依次为瓜蒌皮＞瓜蒌仁＞瓜蒌子壳。

红花味辛，性温。归心、肝经。活血通经，祛瘀止痛。应用现代医学的实验方法对红花的活血通经、散瘀止痛的作用进行研究，红花的主要药理作用可有以下几点：①对心脑血管病变患者血液流变学的影响；②红花和红花黄素对心肌缺血再灌注损害的血流动力学改变；③对实验性脑缺血再灌注和氧自由基的影响；④抗凝血、血栓形成的作用；⑤对钙离子的调节作用；⑥对血管内皮细胞的作用。

《本草纲目》云："瓜蒌能降火、涤痰结，配红花活血润燥，止痛消肿。"瓜蒌性甘寒，清热而不伤阴，润燥而不滞气机，配以红花活血止痛，润燥，以增强瓜蒌活血止痛之功。两者合用可用于风湿性心脏病见胸痞闷隐痛，持续不止，气急唇紫，身热，汗出，大便未解等。

（三）肺气壅塞，杏仁、桃仁活血理气，化痰止咳

杏仁味苦，性温。有毒。入肺、大肠经。药理研究提示杏仁具有以下作用：①镇咳、平喘，苦杏仁中含有苦杏仁苷，在体内能被肠道微生物酶或苦杏仁本身所含的苦杏仁酶水解，产生微量的氢氰酸与苯甲醛，对呼吸中枢有抑制作用，达到镇咳、平喘作用；②促进

消化，杏仁味苦下气，且富含脂肪油，能提高肠内容物对黏膜的润滑作用，故杏仁有润肠通便之功能；③抗感染、镇痛，苦杏仁苷分解产生的苯甲醛静安息香缩合酶作用生成安息香，具有镇痛作用，可治疗晚期肝癌，帮助解除患者的痛苦，有的甚至无须服用止痛药。

桃仁味苦、甘，性平。有小毒。主归心、肝、肺、大肠经。《名医别录》载本品有"止咳逆上气"的作用，用于肺痈、肠痈初起，主要针对其病机为热郁气血瘀滞，以"泄滞血，又去血中之热"。桃仁具有破血行瘀、疏通血脉、润燥滑肠的功效，用于治经闭、症瘕痞块、热病蓄血、风痹、疟疾、跌打损伤、淤血肿痛、血燥便秘等症。现代药理研究表明桃仁的醇提取物有抗凝血作用和弱的溶血作用。桃仁还有抑制血小板聚集和抗血栓的作用，能明显增加股动脉血流量，降低血管阻力。桃仁提取物对心肌缺血损伤有改善作用。

桃仁、苦杏仁均为临床常用中药，因所含成分相近，致使多种药理作用相同，但由于两者的性味及归经不同，临床使用各有侧重。桃仁大肝经血分，性平味苦、甘，既可逐淤血，又能生新血，且逐瘀之功胜于生新，故桃仁为行瘀通经常用之药。苦杏仁入肺经气分，味苦，性温，能降能散；有降气化痰，镇咳平喘之功；除用于气逆咳喘、胸满痰多等症的治疗外，还因其升降气机而用于胃、十二指肠溃疡等胃病的治疗。临床应用时，两者又常配伍使用，共奏活血行气、理气止咳、润肠通便之功。

（四）痰瘀互结，海藻、三棱，活血化痰

海藻味咸，性寒。归肝、肾经。消痰软坚，利水消肿。现代研究表明甘糖酯能显著地改善内脏微循环，减轻羊水造成的微循环损害，抑制血栓形成。

三棱味苦，性平。入肝、脾经。活血化瘀。三棱具有多种药理活性，三棱总黄酮具有较强的抗血小板聚集的作用。

海藻、三棱合用，具有化痰祛瘀的作用，可用于风湿性心脏病痰瘀互结证。

五、辨治要诀

（一）辨治风湿热

风湿热是风湿性心脏病之基本病因，亦是风湿性心脏病心力衰竭之诱因，属中医学痹证范畴，辨证关键是分清湿和热之孰轻孰重。①热重于湿：发热重，恶寒轻或无恶寒，汗多，汗出热不解，口苦黏腻而渴，或关节红肿热痛，拒按喜凉，尿黄赤，便秘。舌质红苔黄腻，脉弦滑数。治宜清热解毒，化湿通络。方用银翘白虎汤加减；②湿重于热：发热轻，恶风寒，身困痛重浊，头胀痛如裹，胸闷纳呆，渴不欲饮，关节肿痛轻。舌质红，苔白腻或微黄，脉弦滑或滑缓。治宜化湿清热，通经活血。方用白虎汤合三妙散加减。

分清湿热之轻重是辨治风湿活动的关键，辨舌是主要环节。若舌苔呈黄多白少之黄腻苔，舌质偏红，此乃热重于湿；若舌苔白多黄少且厚腻，舌质偏淡，则为湿重于热；若舌苔黄燥，口渴喜饮，则属热盛伤阴。

（二）辨治肺部感染

肺部感染是风湿性心脏病常见的诱因之一，防治肺部感染尤显重要，临床上要把握好小青龙汤证、小青龙加石膏汤证和麻杏石甘汤证三大适应证。见咳嗽，咯痰清稀量多，咯吐爽利，舌淡苔白者，选用小青龙汤加减治之；若咯痰量多，痰白而黏，咯之不爽者，选用小青龙加石膏汤加减治之；若咳喘不能平卧，喉间痰鸣而咯痰不甚多者，选用麻杏石甘汤加味。

（三）辨治心力衰竭

心力衰竭是风湿性心脏病发展到后期阶段出现的病症，治疗上初期常用化气行水之药，如五苓散、麻杏石甘汤、泻白散、越婢汤等；后期顽固性水肿，常用扶正利水法，如真武汤、四逆汤、济生肾气丸等。左心衰竭的患者运用宣肺平喘，泻热利水法，常用方剂为麻杏石甘汤、泻白散加味、厚朴麻黄汤、越婢汤、银翘散、心咳汤等方。右心衰竭的患者运用健脾利水，化气行水法，常用方剂为消水圣愈汤、导水茯苓汤、五苓散、实脾饮加减。全心衰竭的患者运用温阳利水、滋阴补肾、活血化瘀法，温阳利水法常选用真武汤、济生肾气丸等方剂；滋阴法常用炙甘草汤，佐以补阳药如附子、肉桂以引火归元。

（四）早期辨"热"

此期多见于风湿热初起或风湿活动期而有风湿性心肌炎表现者，因于风、寒、湿、热之邪侵袭入体，注于经络，留于关节，内舍于心所致。临证尤以热邪为多见，一则因感受风热之邪；二则因素体阳盛或阴虚有热，感受外邪之后易从热化；三则因风寒湿邪日久化热所致。故治疗此期患者当重视清热凉血之法，常用药物为生地黄、牡丹皮、赤芍、金银花、蒲公英、土茯苓、薏苡仁、防己、独活、秦艽、威灵仙、苦参、黄连等。此期患者心脏主要表现为心肌炎、心内膜炎，而清热凉血类中药对于消除心脏、关节的急性炎症，都是非常有效的。

（五）中期辨"瘀"

此期多为风湿性心脏病发作被控制后，从发炎、损害、愈合过程中遗留下心脏瓣膜病变的患者，因风寒湿热诸邪内舍于心，心脉痹阻，故营血运行不畅，留而为瘀所致。病机突出一个"瘀"字，治疗应在辨证的基础上加用活血化瘀之品，另外稍佐以理气之品，取"气为血之帅""气滞则血瘀""气行则血行"之义也。常用药物为丹参、桃仁、红花、赤芍、水蛭、土鳖虫、当归、鸡血藤、檀香、砂仁、陈皮等。从西医学角度讲，瓣膜病变所致纤维样增厚、粘连以及心房颤动日久出现的附壁血栓等亦属于中医学"瘀"的表现之一。因此，此期治疗不能忽视活血化瘀。

（六）后期辨"水"和"虚"

此期患者多患病日久，出现了"水"和"虚"两种病理变化。一方面，血不利则为水，淤血内阻日久，营津不行，凝结为痰，外渗为饮。唐容川即谓："血积既久亦能化为痰水。"若饮停胸中，则有胸闷、气喘、咳嗽、咯痰等症；若饮溢肌肤，则可有肢体水肿，同时，痰饮、水浊停聚，进一步壅塞气机，血脉不畅，更加重淤血。另一方面，久病耗气，患者发展到此期，多病程较长，气虚症状明显，表现为乏力、动则心悸、气喘，甚则卧床不起等。而气虚亦可因运血无力而进一步加重血瘀，造成恶性循环。故此期治疗尚需注重补气、利水之法。常用药物如黄芪、人参、党参、麦冬、益母草、泽兰、葶苈子、车前子、北五加皮等。

六、临证要点

（一）风、寒、湿、热是导致发病的主要之邪

邪易损伤正气，其具体表现是邪气属性的反映。如湿属阴邪，具有收敛，阻滞气机，易伤阳气；火（热）属阳邪，常迫津液外泄，易伤阳耗气，灼伤津液。

风善行数变，为六淫之首，多附寒、湿、热之邪，在人体卫阳不固，气血不足，生活环境低下，乘虚而侵。引起气血运行不畅，经络阻滞，深入经脉，或经脉失于濡养，引起骨与关节肿大变形，造成不同程度在筋在骨演变发展。风、寒、湿、热等各种致病因素最终导致脏腑功能失调，气血不相接续，造成"血停为瘀，湿停为痰"。或痰瘀互结，阻闭经脉，继而损伤脾肺之气，累及肝肾，病及于心，以邪实正虚为主。

治疗上早期主要以祛邪为主，针对风、寒、湿、热之邪的不同，治法分别采用祛风、散寒、除湿、清热之法，方药可以选用防风汤、麻黄汤、防己黄芪汤、白虎汤等为主进行加减。

（二）脏腑虚损是导致心气、心血虚的根本原因

心主血脉而藏神，与肺互相配合，保证气血正常运行和脾之运化水谷精微，保持气血消耗得以补充。通过肝的血量调节和贮藏，以供给机体各脏腑组织需要，及肾气化精来完成生长、发育、生殖及人体水液调节以达到阴阳消长平衡，以维持人体各脏腑组织器官生理功能。所以气的升、降、出、入，血的生成，津液输布和排泄是由多脏腑的互相配合共同完成。它们互相转化，在生理上相互作用，在病理上也相互影响。

治疗上主要以扶正为主，针对肝、脾、肾、心各脏器的不同，治法分别采用补肝、补脾、补肾、补心之法，根据气血阴阳亏虚的不同，分别采用益气、养血、滋阴、温阳的治法，方药可以选用补肝汤、苓桂术甘汤、济生肾气丸、炙甘草汤、真武汤等为主进行加减。

（三）对原发病治疗是防治风湿性心脏病的重要手段

对风湿性心脏病防治，首先须对原发病治疗，因为风、寒、湿、热之痹会导致风湿性心脏病进一步发展，所以对痹证的治疗，是纠正风湿性心脏病的重要手段。并据受邪属性，痰湿血瘀及气血亏损的不同，给予相应治疗。治疗上以"宣通"为主，针对痹证、痰浊、血瘀的不同，治法分别采用通痹、化痰、祛瘀之法，方药可以选用宣痹汤、五苓散、桃红饮等为主进行加减。

第五章　神经疾病的康复

第一节　脑卒中

一、概述

（一）定义

脑卒中（stroke）又称脑中风或脑血管意外（cerebrovascular accident，CVA），是指急性起病，由于脑局部血液循环障碍所导致的局限性或全脑功能障碍，症状持续时间至少达24h或者引起死亡的临床综合征。我国流行病学资料显示，脑卒中在人口死因中居第二位，全国每年新发脑卒中患者约 200 万人，每年死于该病的患者约 150 万人，存活的患者 600万～700 万人，存活者中 70%以上有不同程度的功能障碍，其中 40%为重度残疾。其发病率和病死率男性略高于女性，男女比例为（1.1～1.5）∶1。脑卒中属中医学"中风"范畴。

脑卒中的危险因素主要包括高血压、心脏病、糖尿病、血脂异常、高同型半胱氨酸血症、短暂性脑缺血发作（TIA）、吸烟、酗酒、肥胖、无症状性颈动脉狭窄、长期口服避孕药、抗凝治疗、肺炎衣原体感染、情绪应激等。

（二）分类分期

1.分类

根据脑的病理改变可分为缺血性脑卒中和出血性脑卒中。前者又称脑梗死，包括脑血栓形成、脑栓塞和腔隙性脑梗死；后者包括脑出血（intracerebral hemorrhage，ICH）、蛛网膜下腔出血。

2.分期

根据病程可分为急性期、恢复期和后遗症期。急性期是指发病后 2 周内；恢复期是指发病后 2 周～6 个月；后遗症期是指发病后 6 个月以上。

（三）临床特点

1.临床表现

根据脑卒中损伤部位、范围、程度和分型的不同，主要表现为局灶性神经功能缺损症状和体征，如偏瘫、偏身感觉障碍、偏盲、失语、构音障碍、吞咽障碍、共济失调、认知功能障碍等，部分可有头痛、呕吐、昏迷等全脑症状，病情严重时可出现意识障碍，甚至脑疝形成。具体临床表现如下。

（1）运动、感觉功能障碍

表现为偏身运动障碍、偏身感觉障碍、偏盲、四肢运动障碍等。

（2）言语功能障碍

表现为失语、构音障碍等。

（3）认知功能障碍

包括记忆力、计算力、注意力、定向力、思维能力障碍、失认等。

（4）情感障碍

包括焦虑、抑郁等。

（5）其他功能障碍

包括吞咽障碍、尿便障碍等。

2.辅助检查

（1）头颅 CT 扫描

对于急性脑卒中患者，头颅 CT 平扫是最常用的检查，用于鉴别早期脑梗死与脑出血，头颅 CT 的检查对于急性脑卒中的诊断非常关键。

（2）MRI

脑梗死发病数小时后，即可显示 T_1 低信号，T_2 高信号的病变区域。与 CT 相比，MRI 可以更有效地发现脑干、小脑及小病灶梗死。

（3）血管造影

包括数字减影血管造影（DSA）、CT 血管造影（CTA）和磁共振成像（MRA）等，可以显示脑部大动脉的狭窄、闭塞和其他血管病变。

（4）彩色多普勒超声（TCD）

对于评估颅内外血管狭窄、闭塞、血管情况或者侧支循环建立的程度有帮助，对于制定康复实施的方案有参考意义。

（5）血液化验及心电图

血常规、血流变、凝血、肝功能、肾功能、电解质、血糖及血脂等。

（四）康复治疗适应证及禁忌证

1.适应证

对于脑卒中急性期患者，生命体征平稳后应尽早介入康复治疗。

（1）神志清楚，没有严重精神、行为异常。

（2）生命体征平稳，没有严重并发症。

（3）发病1～2周，神经功能缺损程度不再进展者。

2.禁忌证

对需要实施康复治疗的患者，进行检查后有如下情况存在，不宜进行康复治疗。

（1）处于急性期或者亚急性期，病情不稳定，有进展可能的。

（2）有明确急性炎症存在，如体温超过38℃，白细胞计数明显升高。

（3）生命体征不平稳，脏器功能失代偿期，如安静状态下脉搏大于100次/分；血压升高，收缩压高于180 mmHg 和/或舒张压高于120 mmHg；低血压休克；心力衰竭；严重心律失常；安静时有心绞痛发作等。

（4）有明显精神症状不能合作者。

（5）有出血倾向者。

（6）运动器官损伤未做特殊处理者。

（7）静脉血栓形成后运动有可能使栓子脱落者。

（8）癌症有明显转移倾向者。

（9）剧烈疼痛训练后加重者，身体虚弱难以承受训练者。

二、康复评定

（一）脑损害严重程度评定

1.格拉斯哥昏迷量表（Glasgow coma scale，GCS）

评分标准为：15 分，正常；13～14 分，轻度昏迷；9～12 分，中度昏迷；4～8 分，重度昏迷；≤3 分，脑死亡。

2.脑卒中临床神经功能缺损程度评分量表

该量表是目前我国用于评定脑卒中临床神经功能缺损程度最常用的量表之一，其总分为 45 分，评分标准为：0～15 分，轻度神经功能缺损；16～30 分，中度神经功能缺损；31～45 分，重度神经功能缺损。

3.美国国立卫生研究院卒中量表（NIH stroke scale，NIHSS）

NIHSS 是国际上公认的、最常用的脑卒中评定量表，分值越低说明神经功能损害程度越严重，分值越高说明神经功能损害程度越轻。

（二）肌肉骨骼和运动功能评定

1.Brunnstrom 运动功能评定法

Brunnstrom 提出偏瘫恢复 6 阶段理论。

Brunnstrom 1 期（阶段I）：为脑血管意外发病后急性期，约数日到 2 周，患侧上下肢呈迟缓性瘫痪，无随意运动。

Brunnstrom 2 期（阶段II）：发病后约 2 周，患者开始出现随意运动，可以引出联合反应（AR）、痉挛（S）和肢体的协同运动（SM）。

Brunnstrom 3 期（阶段III）：可随意引起协同运动，痉挛加重（S ↑），异常肌张力明显升高。

Brunnstrom 4 期（阶段IV）：出现一些脱离协同运动的分离运动（IM），痉挛开始减弱（S ↓）肌张力开始下降。

Brunnstrom 5 期（阶段V）：以分离运动为主（IM ↑），痉挛明显减弱（S ↓↓），肌张力逐渐恢复，可以出现精细运动。

Brunnstrom 6 期（阶段VI）：协同运动消失，痉挛基本消失，协调运动基本正常，但运动速度和准确性较健侧差。

2.上田敏评定法

此法是在 Brunnstrom 评定法的基础上，将 6 个阶段细分为 12 个阶段。Brunnstrom I、II、III、IV、V、VI期分别相当于上田敏的 0、（1，2）、（3，4，5，6）、（7，8）、（9，10，11）、12 级。所以，此法与 Brunnstrom 评定法在本质上是相同的。

3.Fugl-Meyer 评定法

此评定法由四部分组成：运动、感觉、平衡、关节活动度及疼痛，总分为 226 分，其中运动占 100 分（上肢 66 分，下肢 34 分），感觉占 24 分，平衡占 14 分，关节活动度及疼痛占 88 分。Fugl-Meyer 法是将上下肢、腕和手的运动、感觉、平衡、关节活动度、痛觉等与运动功能恢复密切相关的内容综合起来的一种定量评定方法。

4.运动评估量表（the motor assessment scale，MAS）

用以评测身体综合运动能力（8 项）和肌张力，前者包括从仰卧位到健侧卧、从仰卧到床边坐、坐位平衡、从坐到站、步行、上肢功能、手的运动、手的精细活动。每项分为 6 个等级，从 1～6 级分别为 1～6 分，达不到 1 级为 0 分，8 项总分为 48 分，分值越高表示运动功能越好。肌张力项不列入总分。

5.改良 Ashworth 分级法

此法属于痉挛手法评定方法之一，是根据关节被动运动时所感受的阻力来分级评定的方法，是临床上评定痉挛的主要手段。

（三）平衡协调功能评定

包括三级平衡检测法、Berg 平衡量表、非平衡性协调试验和平衡性协调试验等。

（四）日常生活活动能力评定

包括 Barthel 指数评定、功能独立性评定和功能活动问卷。

（五）言语功能和吞咽功能评定

包括语言障碍评定、构音障碍评定和吞咽障碍评定。

（六）认知功能评定

1.简易精神状态置表（MMSE）

简易精神状态置表（MMSE）是国内外最普及、最常用的痴呆筛查量表，主要用于痴呆的筛查，不能用于痴呆的鉴别诊断。

2.蒙特利尔认知评估量表（MoCA）

此量表是由 Nasreddine 等根据临床经验并参考简明精神状态量表的认知项目和评分而制定的。

（七）中医证候评定

1.中经络

包括风痰阻络证、痰热腑实证、肝阳上亢证、阴虚风动证、气虚血瘀证。

2.中脏腑

包括痰热闭窍证、痰湿蒙蔽证、元气败脱证。

（八）其他功能

评定其他功能障碍的评定还有心理评定、环境评定、生存质量评定等。

三、康复治疗

（一）康复的时机选择与目标

1.康复时机

脑卒中患者在生命体征稳定 48 h 后，原发神经缺损程度无加重或有改善的情况下，可开始介入康复治疗。

2.康复目标

运用一切有效的治疗措施，预防脑卒中后可能发生的残疾和并发症，改善受损的功能，提高患者的日常生活能力，使其回归家庭和社会。

（二）康复的基本原则

1.康复时机

选择合适的康复时机。

2.康复评定

贯穿脑卒中治疗的全过程。

3.康复计划

在康复评定的基础上，由康复治疗小组共同制订康复治疗计划，并在治疗计划实施过程中逐步加以修正和完善。

4.循序渐进

康复治疗应遵循循序渐进的原则，主张脑卒中患者的主动参与及其家属的共同配合，并与日常生活和健康教育相结合。

5.康复治疗

采用综合康复治疗，包括物理治疗、作业治疗、言语治疗、心理治疗、传统康复治疗和康复工程等。

6.心理康复

康复治疗应注重心理康复。

7.个体化治疗

制定个体化的康复治疗方案，脑卒中的康复治疗因人而异，最终实现整体康复。

（三）物理治疗

1.运动疗法

（1）上肢和手功能训练：在急性期，以保持患侧肢体正常的关节活动度、预防关节挛缩和僵硬、防止肌肉萎缩、促进肌张力的恢复（痉挛情况除外）、使主动运动功能及早出现为主要康复目标，采用被动活动肢体为主的治疗方法。在注重良姿位摆放的同时，活动顺序一般为从近端到远端，活动强度根据患者具体情况而定，一般每日 2～3 次，每次 5 min 以上，动作应当轻柔缓慢。常用的方法包括 Bobath 技术、Rood 技术、翻身训练、长坐位训练等。在恢复期，一般先降低患肢的屈肌张力。常用手法为患者取仰卧位，使患侧肩关节稍外展，肘关节伸展，前臂旋后，腕背伸，拇指外展，其余四指伸开，持续牵伸。常用的训练方法还有 Bobath 技术、Brunnstrom 技术等。后遗症期则应综合采用运动再学习训练法、运动控制、Bobath 技术、PNF 技术、关节松动术、肌肉牵伸技术等。

（2）下肢功能训练：急性期以被动活动肢体、维持下肢各关节的活动度、防止关节挛缩和肌肉萎缩为主要康复目标。常用的运动疗法有桥式运动、双下肢交替屈伸运动等。恢复期则主要采用站立平衡训练、患腿负重训练、运动控制训练、姿势稳定性训练、步行功能训练、跟腱牵伸训练、足小指外展肌的外展牵伸和膝关节控制性训练等。后遗症期则以加强骨盆带和膝关节的运动控制为主，常采用的治疗方法包括 PNF 技术、牵伸技术、关节松动技术等以抑制痉挛、增强下肢协调性，同时增加步态训练的难度，进行实用性步行训练。

2.物理因子治疗

急性期以预防肌肉萎缩、增加肌力、预防深静脉血栓形成等并发症为目标，常用的方法有低中频电刺激、肌电生物反馈、空气压力波等治疗。恢复期和后遗症期则根据患肢功能和痉挛模式的出现，选择痉挛肌治疗仪、湿热敷、磁疗、微波等治疗。

（四）作业治疗

1.良姿位摆放

为提高患侧的感觉刺激，多主张患侧卧位，患侧肩关节前屈 90°，肩胛骨外旋外展，伸肘、伸腕、伸指、掌心向上，下肢伸髋、稍屈膝、踝背伸 90°，健侧肢体置于舒适位置；仰卧位时，患侧肩胛骨、骨盆、膝关节和踝关节下应垫薄枕，以防止肩胛骨后缩、髋关节外旋、膝过伸和足内翻、外翻等，患侧上肢肩关节稍外展，伸肘、伸腕、伸指，掌心向上，患侧下肢屈髋、屈膝、足踩在床面上或者伸髋、伸膝、踝背伸 90°，健侧肢体置于舒适位置；健侧卧位时，患侧上肢抱垫枕，肩关节前屈 90°，伸肘、伸腕、伸指，掌心向下，患侧下肢下垫枕，屈髋、屈膝、踝背伸 90°，患足不悬空，健侧肢体置于舒适位置。

2.训练原则

急性期时以被动运动为主，活动顺序从近端到远端，各方向、全范围活动 2～3 次，动作轻柔、缓慢。此期肩关节往往缺乏自主的随意运动，需要由健手或他人进行诱导，诱发患侧上肢尽早出现分离运动，常用的训练方法包括 Bobath 握手、磨砂板、滚筒等。恢复期是以抑制痉挛、促进分离运动的训练为主，包括上肢和手的运动控制训练，双手协调性训练，手指抓握及精细操作运动等。后遗症期则以强化运动控制和精细活动训练为主，包括上肢和手的提物、下棋、捡豆子、切菜等精细活动。

3.日常生活能力训练

应根据康复评定结果，尽早进行日常生活能力训练，以提高患者生活质量，达到最终康复的目的。其训练内容主要有体位转移（床—轮椅转移和轮椅—床转移）、穿脱衣服训练、进食训练、如厕训练等。

（五）吞咽治疗

吞咽功能障碍包括间接训练、直接训练和物理因子治疗。

1.间接训练（基础训练）

一般先于摄食训练进行，摄食训练开始后仍可并用基础训练。①口腔期：常用训练方法包括口部运动治疗、构音训练等。②咽期：常用训练方法包括冰刺激、咳嗽训练、Shaker's训练法等。③食管期：常用训练方法有球囊扩张术等。

2.直接训练（摄食训练）

适应证为患者意识清楚、能产生吞咽反射、少量吸入或误咽能通过随意咳嗽咳出，训练包括饮食器具的选用、进食体位、食团入口位置、食团性质和进食环境及呛咳的处理等。

3.物理因子治疗

可在面颊、颈部进行低频脉冲电疗法、调制中频电疗法、肌电生物反馈疗法等。

（六）言语治疗

失语症常用的治疗方法包括 Schuell 刺激法、交流效果促进法、听理解的训练、阅读理解的训练、口语表达的训练、文字表达的训练及代偿手段训练等。构音障碍常用治疗方法包括放松训练、呼吸训练、口部运动治疗、构音运动治疗、构音语音训练、语速训练及代偿手段训练等。

（七）认知治疗

1.认知功能障碍

主要包括注意力、记忆、知觉和执行障碍的康复。其中，注意力障碍的康复方法包括改进觉醒、提高集中注意力、改善分散注意、改善持续注意和改善加工速度缺陷。记忆障碍的康复方法包括恢复法、重新组织法和行为补偿法。知觉障碍的康复方法主要是纠正失认症、失用症。执行功能障碍的康复方法包括改善启动障碍、改善持续障碍和改善自我调节障碍。

2.意识障碍

常用治疗包括高压氧、经颅直流电刺激、经颅磁刺激（TMS）技术等。

（八）康复工程

采用生物工程学技术和原理矫正畸形，暂时性或永久性地替代某些功能，或者为功能训练提供有利条件。包括踝足矫形器、肩托、助行器、分指板等。

（九）中医康复治疗

1.针刺

（1）头皮针

根据功能障碍，分别选对侧运动区、感觉区、语言区、平衡区、足运感区等相应区域，同时可配合颞三针、智三针、脑三针等。

（2）体针

1）中经络。

运动功能障碍者，选取患侧上肢肩髃、曲池、外关、手三里、阳溪、合谷等，患侧下肢风市、伏兔、足三里、丰隆、解溪、阳陵泉、三阴交、太冲、绝骨等。中枢性面瘫者，加地仓、颊车、迎香等；肩痛者，加肩贞、臂臑、外关等；肩手综合征致手肿甚者，可加尺泽、八邪，配合手指三棱针点刺放血等；足内翻或者足下垂，加申脉、丘墟等；言语功能障碍者，选取风池、廉泉透金津、玉液、舌尖点刺出血等；吞咽功能障碍者，选取风府、哑门、完骨、天柱等。

2）中脏腑。

生命体征平稳后，采用醒脑开窍针法为主。主穴：内关、水沟、三阴交。

辅穴：极泉、尺泽、委中。闭证者加十二井穴（点刺出血）、太冲、合谷等；脱证者加灸关元、气海、神阙等。

3）电针。

对于肌张力低的患肢，在针刺得气后接通电针仪，选用疏密波，电流刺激强度以患者肌肉微颤、能够耐受为度，每次 20 min。

4）耳针。

常选取肾、肝、心、皮质下、脑、脑干、枕、额等部位，以毫针刺入产生酸胀感，留针 40 min；也可以用王不留行耳穴贴压，贴好后每个部位进行按压，每日按压 3～4 次，以自觉耳部发热胀痛为度，每 3 天更换一次。

5）梅花针。

循经叩刺三阳经为主，轻中度刺激，以患者能够耐受为度，叩至局部皮肤微红为度。

6）其他针法。

包括磁圆梅针、眼针、脐针、腕踝针、腹针等针法。

2.推拿

多采用一指禅、点法、攘法、揉法、提法等。

3.艾灸

根据中医辨证，属气虚者可以艾炷或者艾条灸关元、气海、神阙等。尿便障碍者，可加灸中极、天枢、足三里等。

4.中药

（1）中脏腑

属痰热闭窍型者，选用羚羊角汤配合安宫牛黄丸鼻饲或者灌服；属痰湿蒙蔽型者，选用涤痰汤合苏合香丸鼻饲或者灌服；属元气败脱型者，可用参附汤鼻饲或者灌服。

（2）中经络

风痰阻络型选用半夏白术天麻汤为主加减；痰热腑实型选用星蒌承气汤为主加减；肝阳上亢型选用天麻钩藤饮为主加减；阴虚风动型选用镇肝熄风汤为主加减；气虚血瘀型选用补阳还五汤为主加减。

（十）并发症的处理

1.肩手综合征

研究表明，有 12.5%～70% 的脑卒中患者在发病 1～3 个月后出现肩手综合征。表现为肩痛、关节活动受限、手水肿和疼痛，严重者可出现手部肌肉萎缩和手指关节挛缩畸形。脑卒中患者应尽可能避免上肢的手部外伤、疼痛、过度牵拉和长时间垂悬。早期治疗可取得较好疗效，治疗方法包括以下两种。

（1）现代康复治疗

上肢康复治疗、佩戴肩带、微波治疗、向心性加压缠绕、冷疗、主动及被动活动患肢、交感神经阻滞、类固醇制剂口服或局部注射及手术治疗等。

（2）传统康复治疗

常用针刺治疗，取穴：肩贞、天宗、肩髃、肩前、臂臑、曲池、手三里、外关、养老、后溪、合谷等。外敷治疗常用中药包括伸筋草、透骨草、桑枝、路路通、红花、桂枝、艾叶、川乌、草乌、乳香、没药、地龙等。推拿治疗常用手法有攘法、拿法、点法等。另外，还可选用刺络放血、拔罐、艾灸、穴位贴敷等。

2.下肢深静脉血栓形成

多发生在脑卒中早期，由于脑卒中患者长期卧床、患侧下肢主动运动差或下肢下垂时间过长，致使血流速度减慢、血液高凝状态及血管内皮损伤，从而使血小板聚集，形成血栓。其主要临床表现为患侧下肢肿胀、疼痛，局部皮温稍高，肢体颜色异常，红晕、发绀、苍白。下肢深静脉血栓发生部位越高，血栓脱落的机会越大。如果血栓脱落引起肺栓塞，则表现为突发气促、胸闷、咯血，巨大血栓可引起呼吸困难、急性心衰，甚则危及生命。常用预防方法有卧床时抬高下肢、尽早活动（如在床上移动、起坐、站立、行走）、穿弹力袜、气压治疗、被动活动下肢、肌肉功能性电刺激、抗凝治疗、口服中药等。

3.肌肉痉挛、关节挛缩

大多数脑卒中患者在康复过程中都会出现不同程度的肌肉痉挛，其发病机制是由于上运动神经元受损后引起牵张反射亢进所致。而长时间骨骼肌张力增高，肌肉痉挛后使关节周围软组织短缩、弹性降低出现关节挛缩。

（1）肌肉痉挛

主要表现为患侧上肢屈肌张力增高和下肢伸肌张力增高、肌肉僵硬、腱反射亢进、姿势异常。正确的体位摆放可有效地预防肌肉痉挛的发生。对于已发生肌肉痉挛的患者，康复治疗主要包括 PNF 技术、牵伸技术、关节松动技术、温热疗法、低温疗法、电刺激疗法、肌电生物反馈疗法、局部注射肉毒素、针刺、推拿、中药熏洗、艾灸、药物和手术治疗等。

（2）关节挛缩

以关节僵硬和受累关节不能活动为主要临床表现，常用的治疗方法包括抗痉挛体位和手法的应用、被动活动与主动参与（患肢负重）、矫形器的应用，以及针刺、推拿、艾灸、拔罐、手术治疗等。

4.骨化性肌炎

骨化性肌炎又称异位骨化，一般在发病数月后产生，多常见于髋关节、膝关节、肩关节和肘关节，局部软组织可触及质地较硬的团块，表现为疼痛、关节活动受限，可伴有全身低热等症状。X 线检查可发现关节周围软组织出现界限不清的钙化影。降低局部压力和增加患肢活动是预防骨化性肌炎发生的基本方法。一旦怀疑骨化性肌炎发生，应停止被动活动，主动活动应限制在无痛范围内。骨化后急性期可用药物治疗以抑制其骨化，而对于瘫痪肢体关节挛缩不能再康复训练者可选择手术治疗。早期常用治疗方法包括湿热敷、手法治疗、中药外敷等。

5.脑卒中后抑郁

30%～60%的脑卒中患者会出现不同程度的抑郁。临床表现为情绪低落、沉默寡言、失眠、多梦、思维迟钝、运动迟缓，常感疲乏、孤独、绝望、自卑，严重者可有自杀倾向。

脑卒中后抑郁应尽早干预，临床常用治疗方法包括心理治疗、音乐疗法、药物治疗、电惊厥治疗、针刺、中药治疗等。

第二节　颅脑损伤

一、概述

（一）定义

颅脑损伤（traumatic brain injury，TBI）是外力作用于头部后出现暂时性或永久性神经功能障碍，如意识水平的改变、癫痫、感觉或运动功能障碍等。颅脑损伤又被称为"脑外伤""颅脑外伤""颅脑创伤""创伤性颅脑损伤"，主要见于交通事故、工伤、运动损伤、跌倒等，是中青年致死、致残的第一大病因。本病属中医学"头部内伤"范畴。

（二）分型分期

按损伤类型分为闭合性损伤和开放性损伤；按损伤病理分为原发性损伤和继发性损伤，前者是指创伤暴力时造成的损伤，如头皮伤、颅骨骨折、脑震荡、脑挫裂伤等，后者是指致伤后一段时间逐步形成的脑损伤，如颅内血肿、脑水肿等。

（三）诊断要点

有头部外伤史或间接外伤史是本病的诊断要点，伤后轻者出现头晕头痛、恶心呕吐等，重者出现意识障碍、躁动不安等症。结合病史和体征、CT、磁共振检查可确定损伤部位及程度。

（四）康复治疗适应证及禁忌证

病情稳定之后，应尽早介入康复治疗，这对减轻残疾、改善预后、提高生活质量有重要的意义。康复治疗禁忌证包括神经学症状持续加重，脑水肿、颅内高压未缓解，出现新的需手术处理的病情变化，留置脑脊液外引流管，合并其他重要脏器严重损伤或功能障碍。

二、康复评定

颅脑损伤机制复杂、部位广泛，因而其功能障碍表现复杂、多样，常会出现临床表现与影像学的不一致，不同时期患者的主要障碍可能不同，明显区别于脑卒中，康复过程和预后也有一定差异，因而更强调全面性和个体化。

（一）康复评定主要范围

主要包括意识障碍评定、认知功能评定、言语功能评定、吞咽功能评定、日常生活活动能力评定，其中颅脑损伤患者言语障碍与脑卒中后言语障碍有明显不同，其局灶性优势半球损伤很少见，因而很少出现典型的失语症。

（二）运动功能评定

主要包括肌力、肌张力、关节活动范围、平衡与协调等基本要素评定，以及对运动功能和模式的综合评定。任一运动功能基本要素的异常都会引起运动模式的改变，对于异常的运动模式可使用 Brunnstrom 量表进行分期。在 Brunnstrom 量表基础上形成的简化 Fugl-Meyer 量表可对运动功能做出综合评价。

（三）行为评定

主要依据症状判断，分为正性行为障碍和负性行为障碍。正性行为障碍常表现为攻击他人，而负性行为障碍常表现为情绪低落、感情淡漠，对一些自己能完成的事不愿意做。

（四）中医证候评定

需对患者所属的中医证候进行评定，包括瘀血证、痰湿证、湿热证、脾肾虚证等。

三、康复治疗

（一）促醒治疗

促醒治疗是颅脑损伤康复的首要任务，决定了康复治疗的结局。目前多采用综合方法，包括环境刺激、声光刺激、被动运动、针刺治疗、高压氧治疗、药物治疗等，可促进意识障碍的恢复。

促醒治疗的主要方法包括为昏迷的患者安排适宜的环境、有计划地让患者接受自然环境发出的刺激、让家庭成员参与并对其进行教育和指导、定期和患者语言交流，还可以让患者听喜爱和熟悉的歌曲、音乐等。利用一些不断变化的五彩灯光刺激视网膜、大脑皮质等，以及肢体按摩、被动运动均可增强对大脑的刺激作用。针刺刺激头部和躯干的相应腧穴，如感觉区、运动区、百会、四神聪、神庭、水沟、内关、三阴交、劳宫、涌泉、十宣等可达到醒神开窍的作用。

高压氧治疗有利于改善脑循环、保持脑血流相对稳定、防止灌注不足、减轻继发性损害、促进脑功能恢复。高压氧治疗过程中，结合药物或其他治疗方法可以提高治疗效果。

（二）物理治疗

1.运动疗法

颅脑损伤早期以被动运动为主。保持良好姿位，防止肌肉萎缩，进行关节被动活动范围的运动，防止挛缩或关节畸形，对易于缩短的肌群和其他软组织进行伸展训练。一旦生命体征稳定、神志清醒，应尽早帮助患者进行深呼吸、肢体主动运动、床上活动和坐位、站位训练。可应用起立床对患者进行训练，逐渐递增起立床的角度，使患者逐渐适应，预防直立性低血压。在直立训练中应注意观察患者的呼吸、心率和血压的变化。应让患者在其能耐受的情况下站立足够长的时间，以牵拉易于缩短的软组织，使身体负重，防止骨质疏松及尿路感染。

2.物理因子治疗

对松弛性瘫痪患者可利用神经肌肉电刺激疗法被动刺激肌肉及神经，预防肌肉萎缩，促进局部血供，兴奋支配肌肉的运动或感觉神经，以增强肢体运动功能。

（三）认知治疗

认知治疗有助于提高记忆能力、注意力、思维理解能力和判断力，应贯穿治疗的全过程。

1.记忆训练

进行记忆训练时应注意进度要慢，训练从简单到复杂，将记忆作业化整为零，然后逐步串接。每次训练的时间要短，开始要求患者记住的信息量要少，信息呈现的时间要长，以后逐步增加信息量，如此反复刺激、反复训练。记忆训练可辅助使用药物，如尼莫地平

（nimodipine）。

2.注意力训练

颅脑损伤患者的注意力往往不能维持足够的时间去处理一项活动任务，容易受到外界环境因素的干扰而精力分散。

3.思维训练

根据患者存在的思维障碍进行有针对性的训练，包括推理、分析、综合、比较、抽象、概括等方面。

（四）言语治疗

言语治疗包括失语症、构音障碍、言语失用的康复训练。针对颅脑创伤患者存在的认知交流障碍，可使用录音的方法，结合听者的反馈，对其讲话的内容进行分析、指导，使患者逐渐形成具有逻辑性的会话方式。还可以通过让颅脑创伤患者模仿其他人讲话来提高自身的交流能力。

（五）吞咽治疗

针对颅脑损伤吞咽障碍还没有特殊的治疗方法，主要沿用了脑卒中后吞咽障碍的康复治疗方法，但是可能需要将口腔期训练作为重点。另外，患者的认知障碍对吞咽功能亦有较大影响，强化一些与进食有关的认知方面的训练有助于患者吞咽功能的恢复。

（六）行为治疗

行为治疗的目的是设法消除患者不正常、不为社会所接受的行为。创造适于行为治疗的环境，对所有恰当的行为给予鼓励，拒绝目前仍在继续的不恰当行为；一些药物对患者的运动控制、运动速度、认知能力和情感都有一定效果，必要时可使用，建议选择对改善行为和抑制伤后癫痫发作有效而不良反应少的药物，如卡马西平、乙酰唑胺、氯巴占等。

（七）康复工程

如果运动和训练不能使肌肉足够主动拉长，应使用矫形器固定关节于功能位；对肌力较弱者给予助力，使其维持正常的运动。

（八）中医康复治疗

1.针刺

头皮针主要选取额中线、顶中线、顶颞前斜线、顶颞后斜线，头部有外伤者暂不选用该疗法或避开局部伤口进行；体针主要选取水沟、内关、三阴交、百会、厉兑，配合水沟、曲池、外关、环跳、阳陵泉、足三里、涌泉、解溪。

2.推拿

从大椎穴至手指方向，揉、搓、捏、拿上肢，重点刺激极泉、曲池、外关、合谷等穴；拍打腰部、下肢至足趾，按、点、揉冲门、血海、足三里等穴；沿脊柱两侧，用掌根揉法、攘法由上至下，重点刺激厥阴俞、膏肓、心俞、肝俞、肾俞等穴位，其后用大鱼际揉法沿督脉从大椎揉至尾骨末端。

3.艾灸

可将温和灸或隔盐（姜）灸施于百会、关元、气海、足三里、神阙、涌泉、曲池等穴位。

4.中药外治法

辨证选取药物以外洗肢体、中药封包治疗病变部位。

（九）并发症的处理

1.癫痫

外伤后癫痫发作通常分为三种类型：急性癫痫发作（immediate seizures）、早期癫痫发作（early seizures）和晚期癫痫发作（late seizures），不同类型的癫痫发作其预后也不同，就复发率而言，急性癫痫发作率最低，晚期癫痫发作率最高，而早期癫痫发作是皮质损伤严重程度的一个重要标志。

外伤后癫痫有自愈的可能，经过有效的药物治疗可以提高愈合率。目前，临床上常预防性使用抗癫痫药物3～6个月，尤其是针对开放性颅脑创伤或开颅手术后患者。而一旦出现癫痫发作，则需要根据发作类型合理选择抗癫痫药物，用药剂量和时间则根据癫痫发作控制情况而定。

2.脑积水

重型颅脑创伤患者并发脑积水十分常见，多见于外伤后蛛网膜下腔出血或出血破入脑室者。急性脑积水应及时处理，部分轻症患者可不行任何治疗；重者可采用脑脊液引流、血肿腔及脑室尿激酶液化冲洗、腰椎穿刺或置管恒压引流等治疗，如以上措施效果不好，可考虑行脑室-腹腔分流术治疗。慢性脑积水以外科治疗为主，包括内窥镜下穿刺引流、重力引流、脑室-腹腔分流、脑室-心房分流、短期脑脊液体外引流等。其中，脑室-腹腔分流术是最常用的治疗方法。

3.脑脊液漏

判断脑外伤患者有无脑脊液漏非常重要，脑脊液漏可引起持续性低颅压性头痛，增加继发性脑膜炎的风险。目前，脑脊液鼻漏主要通过颅外内镜技术进行修复，除大面积损伤外不再需要开颅。脑脊液耳漏通常可在伤后1周内自愈，仅有少数病例会持续存在耳漏，手术治疗治愈率高。预防性使用抗生素仍有较大争议，而对于脑脊液鼻漏的患者比较倾向于预防性应用。

第三节　帕金森病

一、概述

（一）定义

帕金森病（Parkinson disease，PD）又称震颤麻痹（paralysis agitans），是一种常见于中老年人的神经系统变性疾病，临床上以静止性震颤、运动迟缓、肌强直和姿势步态异常为主要特征。我国65岁以上人群患病率为1700/10万，男性稍高于女性。帕金森病属于中医学"颤证"范畴，又称"振掉""颤振"。

（二）病因及发病机制

本病主要病理改变为黑质多巴胺（DA）能神经元变性死亡。但病因及发病机制至今仍未完全明确，可能与下列几种因素有关。

1.年龄因素

主要发生于 50 岁以上的中老年人；65 岁以上发病率明显增高。

2.环境因素

20 世纪 80 年代发现一种嗜神经毒 1-甲基 4-苯基 1，2，3，6-四氢吡啶（MPTP）在人和灵长类动物中可诱发与帕金森病相似的临床特点。研究发现，环境中与 MPTP 结构类似的一些工业或农业毒素可能是帕金森病的病因之一。

3.遗传因素

帕金森病患者中有 10%具有阳性家族史。

多巴胺和乙酰胆碱是纹状体内两种重要的神经递质，功能相互拮抗。纹状体多巴胺含量显著降低可造成乙酰胆碱系统功能相对亢进。这种递质失衡与肌张力增高、运动减少等症状的产生密切相关。多巴胺浓度的显著降低可能导致智能减退、情感障碍等。

（三）临床特征

帕金森病的临床特征是隐匿起病、缓慢发展、进行性加重。症状常自一侧上肢开始，逐渐扩展至同侧下肢、对侧上肢及下肢。

1.症状与体征

（1）静止性震颤

常为首发症状，多自一侧上肢远端开始，典型表现为拇指与屈曲的示指间呈搓丸样动作。震颤于静止时明显，精神紧张时加剧，随意运动时减轻或停止，睡眠时消失。

（2）肌强直

被动运动关节阻力增强，呈均匀一致的类似弯曲软铅管的感觉，称为铅管样强直；如患者合并震颤，则可在均匀阻力上出现断续的停顿，如同齿轮转动一样，称为齿轮样强直。

（3）运动迟缓

表现为随意运动减少，以动作开始时明显。早期患者手指精细动作困难，可逐渐发展为全身随意运动减少；晚期翻身、起床均困难，书写困难，写字越写越小，呈现写字过小症。面部表情肌少动、眨眼少，称为面具脸。口、舌、咽和腭肌运动障碍可使讲话缓慢、语调变低、吞咽困难。

（4）姿势步态异常

早期行走时，患侧上肢自动摆臂动作减少，患侧下肢拖曳。病情加重时，双上肢伴随动作消失，双足擦地行走，步幅变小，步速变慢，启动及转弯时困难。有时行走时双脚突然不能抬起，全身僵硬，称为冻结现象。还可出现慌张步态，表现为迈步后以极小的步伐越走越快，不能立刻停下脚步。

（5）其他症状

自主神经症状常见，如便秘、多汗、性功能减退、直立性低血压和皮脂腺分泌亢进。吞咽活动减少导致口水过多、流涎。精神方面有抑郁、焦虑、幻觉、睡眠障碍等情况出现。15%～30%的患者晚期可出现认知障碍，甚至痴呆。

2.辅助检查

（1）血、脑脊液

常规化验均无异常，可检测到脑脊液中高香草酸（HVA）含量降低。

（2）影像学检查

CT、MRI 无特征性改变。PET 或 SPECT 检查可显示脑内多巴胺转运体（DAT）功能显著降低，多巴胺递质合成减少等。

（3）基因诊断

采用 DNA 印记技术、PCR、DNA 序列分析等可发现基因突变。

3.康复治疗适应证及禁忌证

（1）适应证

适用于所有帕金森病患者，尤其是早、中期患者。

（2）禁忌证

伴有严重心脏病，高血压，肝、肾衰竭等患者禁用。

二、康复评定

（一）韦氏帕金森病评定量表

从帕金森病患者的手运动障碍、肌强直、姿势、上肢伴随运动、步态、震颤、面部表情、坐位起立、言语、生活自理能力十项表现进行评分。总分评估范围为 0～30 分；0～10 分为轻度；11～20 分为中度；21～30 分为重度。

（二）日常生活能力评定

Hoehn-Yahr 分级是目前国际上较通用的帕金森病病情程度分级评定法。Ⅰ、Ⅱ级为日常生活能力一期，日常生活不需要帮助；Ⅲ、Ⅳ级为日常生活能力二期，日常生活需部分帮助；Ⅴ级为日常生活能力三期，日常生活需全面帮助。

（三）其他评定

包括关节活动范围、肌力、肌张力、平衡能力、步行能力、吞咽功能、认知功能、心理功能和生存质量等评定。

（四）中医证候评定

需对患者所属中医证候进行评定，可分为气血两虚证、风阳内动证、阳气虚衰证、痰热风动证、阴虚风动证等。

三、康复治疗

（一）治疗原则

应采取综合治疗，包括药物治疗、物理治疗、作业治疗、构音训练、吞咽治疗、心理治疗等，其中药物治疗是首选，但均只能改善症状。治疗的目标是提高患者的活动能力及延长生活自理的时间，提高生命质量。

（二）物理治疗

1.运动疗法

主要是针对震颤、肌强直、运动迟缓和姿势步态异常的训练。

（1）松弛训练

缓慢、有节奏的活动可使全身肌肉松弛。应用本体感觉神经肌肉促进（PNF）技术有节奏地进行运动具有松弛肌强直的作用。仰卧位时可做头、下肢反向运动，腰部旋转运动，双肩部反向运动及头、颈、肩、腰部组合转动运动；侧卧位时做肩、胸部前伸、后退运动。注意事项：①宜缓慢，转动时要有节奏。②从被动转动到主动转动。③从小范围转动到大范围转动。④转动时使患者只有松弛的感觉。

（2）维持和改善关节活动度训练

主要关节部位是颈、肩、肘、腕、指、髋、膝关节，重点是牵拉缩短的、绷紧的屈肌，防止挛缩的发生，维持正常的关节活动度。注意事项：①避免过度牵拉及出现疼痛。②注意骨质疏松的可能，防止造成骨折。③避免活动过度造成软组织损伤。

（3）姿势训练

躯干、四肢和颈部肌肉强直，常呈现头部前倾、躯干俯屈、肩内收、肘关节屈曲、腕关节伸直、前臂内收、髋关节和膝关节弯曲的特殊姿势。可利用姿势镜让患者通过视觉进行自我矫正。通过 PNF 法促进躯干伸展，纠正脊柱后凸及髋、膝关节屈曲姿势。训练期间，鼓励患者呼吸运动与此配合，以增加胸部扩张。

（4）平衡训练

在坐位、跪立位及站立位下做前、后、左、右重心转移训练。帕金森病患者的腹肌力弱，在坐下时常不能控制躯干而突然向后跌倒，故需行腹肌训练。

（5）协调训练

先做双上肢或双下肢的交互运动，然后再做上肢、下肢之间的交互运动及上肢、下肢的反向运动。

（6）步态训练

按音乐的节奏、击掌节拍或治疗师口令"1、2、1"加快启动速度和步行速度。可通过在地板上加设标记来进行行走时步幅及宽度控制。在前面设置 5～7.5 cm 高的障碍物，让患者行走时跨步，避免小碎步。训练行走中上肢、下肢协同运动，按指令停止、改变运动方向、转弯等。

（7）其他训练

包括面肌训练、呼吸功能训练等。

2.物理因子治疗

采用水疗、热疗、神经肌肉电刺激治疗、肌电生物反馈等治疗以降低肌肉张力。

（三）作业治疗

1.手功能训练

采用双手旋前旋后训练、抓放训练、精细运动训练以改善双手的灵活性。

2.日常生活活动能力训练

（1）早期训练

疾病的早期，尽可能地通过调整维持患者粗大和精细协调活动、肌力、身体姿势和心理状态实现日常活动自理，保持患者自己的习惯、兴趣和爱好，与家人、社会正常交往。

（2）中晚期训练

随着病情的发展，患者的活动能力逐渐受限，应最大限度度地维持其原有的功能和活动能力，加强日常活动的监督和安全性防护，提供简单、容易操作、省力的方法完成各种活动。

（四）构音训练

主要方法有呼吸训练、放松训练、构音训练、克服鼻音化的训练及韵律训练等。

（五）吞咽治疗

治疗方法包括口部运动治疗、进食体位调整等。

（六）心理治疗

采取认知疗法，向患者讲解疾病的相关知识，使其积极配合治疗，尽量做到生活自理。同时充分发挥家庭和社会的力量，帮助患者康复。

（七）认知治疗

根据认知功能评定的情况，可采用针对性提高记忆力的训练及智力障碍康复训练方法。

（八）康复工程和环境改造

为预防畸形，可让患者穿戴必要的矫形支具。为防止患者跌倒，给患者配备合适的助行、稳定用具，注意调整助行器的高度。鼓励患者坐位时尽量保持腰部挺直，不要长时间团坐在软沙发内，避免躯干俯屈加重。写字、打字时桌面高度要正好适合患者在直腰和保持头颈部稍屈曲（10°）体位时工作。尽量去掉房间内的地毯和垫子，防止患者被绊倒。卫生间尽量无障碍，墙壁上安装把手等。

（九）中医康复治疗

1.中药

气血两虚证用人参养荣汤治疗；风阳内动证用天麻钩藤饮合镇肝熄风汤治疗；阳气虚衰证用地黄饮子治疗；痰热风动证用导痰汤合羚角钩藤汤治疗；阴虚风动证用大定风珠治疗。

2.针刺

（1）体针

主穴：百会、风府、风池、曲池、阳陵泉、外关、太冲、三阴交。以震颤为主可加大椎、少海、后溪；颈项强直加夹脊；吞咽困难加廉泉；构音障碍加哑门；流涎加颊车、地仓。

（2）头针

取穴：主选患肢对侧的运动区及舞蹈震颤控制区。

3.推拿

主要应用于肢体和躯干的强直、震颤症状，面部推拿有助于改善表情肌功能。

4.传统功法训练

八段锦、太极拳等可以促进气血运行，疏通经脉筋骨，有益于预防、延缓帕金森病的发生，同时改善发病后患者的生活质量。

第四节　阿尔茨海默病

一、概述

（一）定义

阿尔茨海默病也称为痴呆症、早老性痴呆或失智症（Alzheimer's disease，AD），是发生于老年和老年前期，以进行性认知功能障碍和行为损害为特征的中枢神经系统退行性病变。临床上表现为记忆障碍、失语、失用、失认、视空间能力损害、抽象思维和计算力损害、人格和行为改变等。阿尔茨海默病是老年期最常见的一种痴呆类型，占老年痴呆的50%～70%。我国65岁老年人患病率为3%～7%。本病属中医学"痴呆"范畴。

（二）病因和发病机制

阿尔茨海默病（AD）分为家族性和散发性，家族性AD呈常染色体显性遗传，多于65岁前起病。有关AD的发病机制，可能是β-淀粉样蛋白的生成与清除失衡导致了神经元变性和痴呆发生。

（三）临床表现

AD起病隐匿，持续进行性发展，主要包括认知功能损害症状、非认知性神经精神症状。分痴呆前阶段和痴呆阶段。

1.痴呆前阶段

主要有记忆轻度障碍，学习和保存新知识的能力下降。语言、执行功能和注意力出现轻度障碍，不影响日常生活能力。

2.痴呆阶段

患者认知功能障碍影响了日常生活能力，分轻、中、重度三期。轻度主要表现为记忆障碍，首先是近期记忆受损。随着病情的发展，可出现远期记忆减退；视觉空间感知障碍常导致外出找不到回家的路；人格方面可能出现障碍如不爱清洁、自私多疑等；易出现焦虑和抑郁情绪。中度记忆障碍继续加重，工作和学习能力下降，组织、计划和管理能力等执行功能明显障碍，还会出现失语、失认、失用等症状，有明显行为和精神异常，人格改变。重度患者上述症状逐渐加重，可出现哭笑无常、情感淡漠、言语能力丧失，失去吃饭、穿衣等简单的生活能力，瘫痪卧床，尿便失控，日常生活无法自理。

3.辅助检查

（1）脑脊液检查

可发现 Aβ42 水平降低，总 tau 蛋白和磷酸化 tau 蛋白增高。

（2）脑电图

早期主要是波幅降低和α 节律减慢，病情进展可出现广泛的 θ 活动，额、顶叶明显，晚期为弥漫性慢波。

（3）影像学

CT 见脑萎缩、脑室扩大；MRI 检查显示双颞叶、海马萎缩；SPECT 灌注成像可见顶叶、颞叶和额叶及海马区血流和代谢下降。

4.康复的适应证和禁忌证

（1）适应证

痴呆前阶段及痴呆阶段的轻、中度痴呆患者。

（2）禁忌证

重度痴呆患者，以及伴有严重脑血管病，严重肝脏、肾脏、心脏等疾病和极度虚弱、严重骨质疏松等痴呆患者禁用。

二、康复评定

（一）痴呆筛选量表

1.简易精神状态量表（MMSE）

共有 19 项检查，其中包括时间定向、地点定向、语言即刻记忆、注意力和计算能力、短程记忆、物体命名、语言复述、阅读理解、语言理解、言语表达和图形描画等内容，总分范围为 0～30 分。我国学者依据我国的实际情况，将评分按文化程度进行了标准化。

2.画钟表试验

画钟表试验是一个简单、敏感、易行的认知筛查量表，对痴呆筛查确诊率约为75%。①方法：要求患者画一表盘面，并将表示时间的数字标在正确的位置上，而后，再让患者画上分针、时针，将时间指到 9 点 35 分。②记分：画一封闭的圆 1 分；数字位置标记正确 1 分；12 个数字无遗漏 1 分；分针、时针位置正确 1 分。4 分为认知功能正常；3、2、1、0 分为轻、中和重度的认知功能障碍。

3.长谷川痴呆量表

长谷川痴呆量表是一种简易实用的量表，其评分简单，敏感性和特异性较高。我国学者依据我国的实际情况，将其评分按文化程度进行了标准化。总分32.5 分：文盲＜16 分、小学文化程度＜20 分、中学以上文化程度＜24 分则评为痴呆。

（二）记忆功能评定

现应用较为广泛的为韦氏记忆量表，是一套测量记忆的标准化量表，共有 10 项分测验。A～C 测长时记忆，D～I 测短时记忆，J 测瞬时记忆，记忆商数（MQ）表示记忆的总水平。

（三）注意力评定

常用的有听认字母测试、声辨音、视跟踪、划消测验、连线测验等以评定听觉注意和视觉注意。

（四）认知障碍评定

1.失认症评定

包括视觉失认、触觉失认、疾病失认、躯体失认等评定。

2.失用症评定

包括结构性失用、运动性失用、意念性失用、意念运动性失用、步行失用等评定。

（五）躯体功能评定

针对患者可能存在的躯体功能障碍，如关节活动度、肌力、肌张力、平衡、步态、言语、吞咽等问题，应选择相应的量表进行评定。

（六）日常生活能力评定

常采用 Barthel 指数（BI）或改良 Barthel 指数（MBI）和功能独立性评定（FIM）量表评定。

（七）社会功能评定

可采用社会生活能力量表评定社会生活能力状况。国外已开发出阿尔茨海默病生活质量量表（QOL-AD）。

（八）中医证候评定

需对患者所属中医证候进行评定，可分为髓海不足证、肝肾阴虚证、脾肾不足证、心肝火盛证、痰浊阻窍证、瘀血内阻证等。

三、康复治疗

（一）药物治疗

包括改善认知功能和控制精神症状药物。

1.改善认知功能

目前用于改善轻、中度 AD 患者认知功能的主要的药物是胆碱酯酶抑制剂（ChEI），如多奈哌齐、加兰他敏等。

2.控制精神症状

根据患者在疾病的某一阶段出现的精神症状给予相应药物控制，如抗抑郁药物和抗精神病药物。

（二）认知训练

根据认知功能评定的情况，制定针对性的训练，包括智力训练、记忆训练、注意力训练、失用症训练、失认症训练等。

1.智力训练

智力包括常识、社会适应能力、计算力、分析和综合能力、逻辑联想能力、思维的灵活性等。训练内容难度选择应适当，坚持反复训练。可使用逻辑联想训练、思维灵活性训练、分析和综合能力训练、理解和表达能力训练、社会适应能力训练、常识训练、数字概念和计算力训练等。

2.记忆训练

针对评估中记忆损害的类型与程度,采取不同的训练方式,循序渐进增加难度,训练中应多给予鼓励。常用的方法有瞬间记忆训练、短时记忆训练、长时记忆训练、无错性学习、提示法、PQRST 法等。PQRST 法是给患者一篇短文,按照预习 P(preview)、提问 Q(question)、阅读 R(read)、陈述 S(state)和回答问题检验 T(test)的程序进行训练促进记忆。也可以根据现有的资源,采用计算机软件、笔记本、录音机、日程表及定时提醒器、闹钟、手机等进行记忆训练。

3.注意力训练

可采用猜测游戏、删除作业、时间感训练、数目顺序等训练方法。

4.失用症训练

根据评定的结果,可针对性地采取意念性失用、结构性失用、运动性失用、穿衣失用、步行失用等训练。

5.失认症训练

主要采用功能适应性的康复方法进行视觉失认、触觉失认及听觉失认的训练。

6.推理及解决问题能力的训练

可采用指出报纸中的消息、排列数字、问题状况的处理、从一般到特殊的推理、分类训练、实际定向方法进行训练。

(三)物理治疗

(1)主要针对患者存在的躯体运动功能障碍进行相应的肌力训练、关节活动度训练、平衡功能训练、步态训练等运动疗法治疗。不断纠正患者可能出现的异常姿势,训练其坐位平衡、站位平衡,以及由卧位到坐位,坐位到站位及行走的动态平衡。保证步态协调、稳定,防止跌倒。

(2)可应用光疗法、磁疗法、高压氧治疗等物理因子治疗以改善患者功能。

（四）作业治疗

根据患者的功能障碍情况，选择患者感兴趣并能帮助其恢复功能和技能的作业活动进行治疗。加强手的精细、协调、控制能力，最大限度地改善手的功能与提高患者生活自理、工作及休闲娱乐能力，提高其生活质量。

（五）言语治疗

根据评定的结果，不同的失语类型可采取相应的言语训练方法。

（六）吞咽治疗

根据吞咽障碍评定的结果可采取相应的吞咽功能康复训练方法。

（七）行为与心理治疗

1.行为治疗

常用的方法是改变激发患者异常行为的刺激因素，从而减少异常行为带来的后果。

2.心理治疗

常用的方法是支持性心理治疗、缅怀治疗、确认治疗、扮演治疗、音乐治疗等。

（八）康复工程及环境

居住环境要舒适，室内明亮，光线要柔和，避免噪声刺激，远离危险物品和障碍物，如应用自动开关的水龙头、加盖的电器插座。浴室要简单易用、地面防滑，安装具有自动冲洗装置的便盆。物品分类固定位置放置，容器上提供标签便于记忆。在房间醒目的地方放置提醒语标志、日程表或时钟，帮助患者保持定向力。应用电子辅助装置，如发音的电子表、定时提醒器帮助患者记忆。

（九）中医康复治疗

1.中药

髓海不足证用七福饮治疗；肝肾阴虚证用知柏地黄丸治疗；脾肾不足证用还少丹、归脾汤、肾气丸治疗；心肝火盛证用黄连解毒汤治疗；痰浊阻窍证用转呆丹、洗心汤治疗；瘀血内阻证用通窍活血汤、桃红四物汤治疗。

2.针刺

①体针：常选用百会、风府、风池、神门、太溪、大钟、肾俞、内关、三阴交、足三里、丰隆、大椎、水沟等穴。②耳针：取心、脑、皮质下及内分泌穴。

3.传统功法训练

太极拳有利于健脑益智。

（三）生活护理

阿尔茨海默病是一种进行性病变，隐匿性起病，病情呈持续性发展，为不可逆的病变。病程一般为5～12年，多死于肺部感染、尿路感染、压疮等并发症。有效的护理能延长患者的生命及改善患者的生活质量，防止压疮、肺部感染等并发症，避免患者跌倒、摔伤、外出迷路等意外的发生。保持患者家居环境卫生，给予患者合理的饮食结构，做好心理护理，鼓励患者多参加户外活动及感兴趣的文娱活动。同时给予患者家属或照顾者必要的心理支持和理解，树立信心，帮助患者生活自理或提供必要的照料。

参考文献

[1]李姗姗.临床内科疾病诊疗[M].北京：科学技术文献出版社，2019.

[2]张绪伟.临床内科疾病诊疗[M].西安：西安交通大学出版社，2018.

[3]王双双.临床内科疾病诊断与治疗[M].北京：科学技术文献出版社，2019.

[4]陈艳.现代妇产科诊疗[M].北京：中国纺织出版社，2019.

[5]张凤.临床妇产科诊疗学[M].昆明：云南科技出版社，2020.

[6]郑华恩.妇产科临床实践[M].广州：暨南大学出版社，2018.

[7]王刚.临床康复医学[M].武汉：湖北科学技术出版社，2017.

[8]黄建平，朱文宗.帕金森病诊疗与康复[M].北京：人民军医出版社，2015.

[9]丁义涛.现代肝脏外科技术精要[M].南京：江苏凤凰科学技术出版社，2016.

[10]王涛.现代临床老年病诊疗[M].北京：科学技术文献出版社，2020.

[11]陈静.现代老年病临床治疗学[M].哈尔滨：黑龙江科学技术出版社，2020.

[12]赵玉.老年常见病新进展[M].哈尔滨：黑龙江科学技术出版社，2020.